中医经典白话图解

刘从明 编著

神农本草经

白话图解

金盾出版社
JINDUN PUBLISHING HOUSE

图书在版编目（CIP）数据

神农本草经白话图解 / 刘从明编著 . –– 北京：金盾出版社，2024.2
（中医经典白话图解）
ISBN 978-7-5186-1668-8

Ⅰ . ①神… Ⅱ . ①刘… Ⅲ . ①《神农本草经》– 图解 Ⅳ . ① R281.2–64

中国国家版本馆 CIP 数据核字 (2024) 第 030264 号

神农本草经白话图解
SHEN NONG BEN CAO JING BAI HUA TU JIE
刘从明　编著

出版发行：金盾出版社	开　本：710mm×1000mm　1/16
地　　址：北京市丰台区晓月中路 29 号	印　张：14
邮政编码：100165	字　数：150 千字
电　　话：（010）68276683	版　次：2024 年 2 月第 1 版
（010）68214039	印　次：2024 年 2 月第 1 次印刷
印刷装订：河北文盛印刷有限公司	印　数：1 ~ 5 000 册
经　　销：新华书店	定　价：66.00 元

前　言

　　《神农本草经》简称《本草经》《本经》，成书于东汉，是秦汉时期众多医学家搜集、整理、总结药物学经验成果的专著，是历史上第一次对我国中草药的系统总结。该书是汉代本草官员的托名之作，后因战乱而丧失，仅存四卷本（见陶弘景序），后经魏晋名医迭加增订，又产生了多种本子，陶弘景并称为"诸经"。陶弘景"苞综诸经，研括烦省"作《本草经集注》。以《本草经集注》为分界点，对《本草经集注》以前的多种《本草经》，称之为陶弘景以前的《本草经》；收载在《本草经集注》中的《本草经》，称之为陶弘景整理的《本草经》。陶弘景整理的《本草经》见于历代主流本草中；陶弘景以前的《本草经》散见于宋代以前的类书和文、史、哲古书的注文中。

　　《神农本草经》全书分三卷，收入药物 365 种，并将药物按照效用分为上、中、下三品。上品 120 种，主要是一些无毒药，以滋补营养为主，既能祛除疾病，又可长服强身延年。中品 120 种，一般无毒或有小毒，多数具有补养和祛除疾病的双重功效，但不宜久服。下品 125 种，是以祛除病邪为主的药物，多数有毒或药性峻猛，容易克伐人体正气，使用时一般病愈即止，不可过量使用。另外，《神农本草经》依循《黄帝内经》提出的君臣佐使的组方原则，也以朝中的君臣地位为例，来表明药物的主次关系和配伍法则。《神农本草经》对药物性味已有了详尽的描述，指出寒、热、温、凉四气和酸、苦、甘、辛、咸五味是药物的基本性情，可针对疾病的寒、热、湿、燥的性质不同选择用药。寒病选热药，热病选寒药，湿病选温燥之品，燥病须凉润之流，相互配伍，并参考五行生克的关系，对药物的归经、走势、升降、浮沉都很了解，才能选药组方、配伍用药。

作为最早的一部药物学专著，《神农本草经》对于药物及其采摘、炮制、使用方法等的论述，到今天仍是医药工作者的主要理论依据和操作规范。虽然由于历史条件的限制，书中掺杂了少数荒诞无稽之说，但书中对于药物性质的定位和对其功能、主治的描述总体上较准确，其中大部分药物学理论和配伍规则，以及"七情合和"原则，在几千年的用药实践中发挥了巨大的作用，被誉为中药学经典著作。因此，该书在很长一段历史时期内都是医生和药师学习中药学的教科书，也是医学工作者案头必备的工具书。

本书是在忠实于《神农本草经》（清代顾观光的辑本）原著的基础上，以《中华人民共和国药典》（2015 年版第一部）及人民卫生出版社的《中药学》（第 5 版）为指导，以全新的视野和全新的形式对原著进行深度挖掘，从《神农本草经》一书所载的各种药物中精选出近 200 种现今仍常用于中医临床的、药效明显的药物，配上彩色药物照片进行全新演绎，更加符合现代疾病特点及现代人的养生保健习惯。书中对每种药物的原文做了通俗的白话解读，还对每种药物的功效主治、用量用法、使用禁忌、配伍应用等做了详细的说明，具有较强的实用性和可操作性。需要特别声明的是，读者在阅读和使用本书时，必须要在专业医生的指导下应用书中所列的内容。

本书的主要读者对象是医务工作者、医学研究机构的从业人员、相关院校的师生。此外，本书还可供广大中医药爱好者及全国各种类型的图书馆收藏。由于书中需要考证的地方较多，受作者知识水平所限，书中的不足之处，请广大读者批评指正，以便再版时修改，使本书更加完美。

刘从明

顾氏自序

李濒湖云："神农古本草，凡三卷三品，共三百六十五种，首有名例数条，至陶氏作《别录》，乃拆分各部，而三品亦移改，又拆出青葙、赤小豆二条（按《本经》目录，青葙子在下品，非后人拆出也。疑"葙"当作"蘘"）。故有三百六十七种，逮乎唐宋屡经变易旧制莫考。"（此上并李氏语）今考《本经》三品不分部数，上品一百二十种，中品一百二十种，下品一百二十五种（见《本经》名例），品各一卷，又有序录一卷，故梁·《七录》云三卷，而陶氏《别录》云四卷，韩保昇谓《神农本草》上中下并序录合四卷是也。梁·陶隐居《名医别录》始分玉、石、草、木三品为三卷，虫、兽、果、菜、米、食，有名未用三品为三卷，又有序录一卷，合为七卷，故《别录》序后云："《本草经》卷上，序药性之原本，论病名之形诊，题记品录，详览施用；《本草经》卷中，玉、石、草、木三品；《本草经》卷下，虫、兽、果、菜、米、食，有名未用三品，右三卷其中下二卷，药合七百三十种，个别有目录，并朱墨杂书并子注，今大书分为七卷。"（以上并陶氏语）盖陶氏《别录》仍沿用《本经》上、中、下三卷之名，而中下二卷并以三品，分为子卷，《唐本草》讥其草木同品，虫兽共条，披览既难，图绘非易是也。《别录》于《本经》诸条间有并析，如胡麻《经》云叶名青蘘，即在胡麻条下，而《别录》乃分之（《本经》目录无青蘘），中品葱薤，下品胡粉、锡镜鼻，并各自为条，而《别录》乃合之，由此类推，凡《证类本草》三品与《本经》目录互异者，疑皆陶氏所移，李濒湖所谓拆分各部，移改三品者是也。青蘘之分，盖自《别录》始（《唐本草》注云，《本经》在草部上品，即指《别录》原次言之），赤小豆之分，则自《唐本草》始，是为三百六十七种，《唐本草》退姑活，别羁、石下长卿、翘根、屈草、淮木于有名未用，故云三百六十一种（见《别录》序后，《唐本草》注），宋本草又退彼子于有名未用，故云三百六十种（见《补注》总叙后），今就《证类本草》三品计之，上品一百四十一种，中品一百十三种，下品一百二十五种，已与《本经》名例绝不相符，又有人部一种，有名未用七种并不言于三品何属，李濒湖所谓屡经变易，旧制莫考者是也。李氏《纲目》世称为集大成，以今考之《本经》，而误注《别录》者四种（草薢、葱、薤、杏仁）；从《本经》拆出而误注他书者二种（土蜂、桃蠹虫）；原无经文而误注《本经》者一种（绿青）；明注《本经》，而经文混入《别录》者三种（菜耳实、鼠妇、石龙子）；经文混入《别录》，而误注《别录》者六种（王不留行、龙眼、肤青、姑活、石下长卿、燕屎）；《别录》混入经文，而误注《本经》者四种（升麻、由跋、赭魁、鹰屎白）。夫以濒湖博洽而舛误至此，可见著书难，校书亦复不易，《开宝本草》序云，朱字墨字无本得同，旧注新注其文互缺，则宋本已不能无误，又无论濒湖矣，今去濒湖二百余载，古书亡佚殆尽，幸而《证类本草》灵光岿然，又幸而《纲目》卷二具载《本经》目录，得以寻其原委，而析其异同，《本经》三百六十五种之文，章章可考，无阙佚，无羡衍，岂非天之未丧斯文，而留以有待乎。近孙渊如尝辑是书，刊入问经堂中，惜其不考《本经》目录，故三品种数，显与名例相违，缪仲淳、张路玉辈，未见《证类本草》，而徒据《纲目》以求经文，尤为荒陋。大率考古者不知医，业医者不知古，遂使赤文绿字埋没于陈编蠹简之中，不及今而亟为搜辑，恐数百年后，《证类》一书又复亡佚，则经文永无完璧之期矣。爰于潘阅之余，重为甄录其先后，则以《本经》目录定之，仍用韩氏之说，别为序录一卷，而唐宋类书所引有出《证类》外者，亦备录焉，为考古计，非为业医计也，而非邃于古而明于医者，恐其闻之而骇，且惑也。

甲辰九月霜降日顾观光识

目 录

第二章　　本经中品

第三章　本经下品

附录

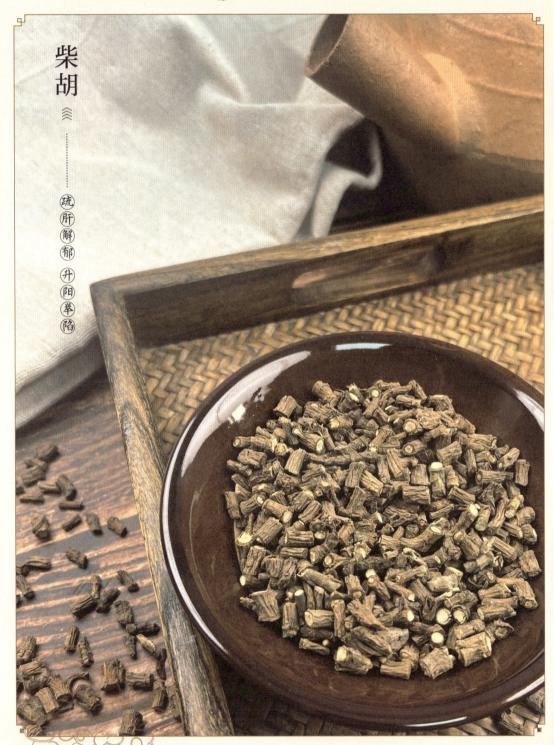

柴
胡

疏肝解郁 升阳举陷

第一章

本经上品

　　《神农本草经》的上品药主要是一些无毒药，可作君药，以滋补营养为主，既能祛除疾病，又能强身延年，如人参、甘草、阿胶、地黄、大枣等。

滑石

味甘，寒。主身热泄澼(pì)；女子乳难，癃(lóng)闭，利小便；荡胃中积聚寒热；益精气。久服轻身，耐饥，长年。生山谷。

【白话解析】

味甘，性寒，主治身体发热、腹泻、女子分娩困难、小便不通，具有利小便、清除胃内积聚的寒热、补益精气。经常服用可使身体轻松、提高耐饥能力、延年益寿。产于山谷。

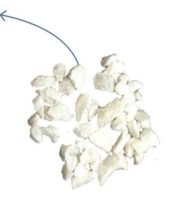

脾胃虚弱，或热病伤津，或肾虚滑精者均禁用。孕妇慎服。

主治示意图

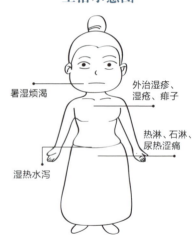

暑湿烦渴

外治湿疹、湿疮、痱子

热淋、石淋、尿热涩痛

湿热水泻

配伍应用

病症	配方
热淋	常与车前子、瞿麦等同用，如八正散（《和剂局方》）
暑热烦渴、小便短赤	可与甘草同用，即六一散（《伤寒标本》）
湿温初起及暑温夹湿、头痛恶寒、身重胸闷、脉弦细而濡	与薏苡仁、白蔻仁、杏仁等配用，如三仁汤（《温病条辨》）
湿疮、湿疹	可单用或与枯矾、黄柏等为末，撒布患处

青石、赤石、黄石、白石、黑石脂等

• 功效:
涩肠, 止血, 生肌敛疮。

 味甘，平。主黄疸，泄痢，肠澼脓血；阴蚀下血赤白；邪气痈（yōng）肿、疽（jū）、痔、恶疮、头疡、疥瘙。久服补髓益气，肥健不饥，轻身延年。五石脂，各随五色补五脏。生山谷中。

疽痔: 痔疮部位深。

【白话解析】

　　味甘，性平。主治黄疸、泻痢，使肠壁的脓血排出；阴蚀病流下赤白相杂的物质；邪气引起的痈肿、疽痔、恶疮、头部溃烂、疥疮瘙痒等症；经常服用可强壮骨骼、补气血，使人身体强健，提高耐饥能力，身体轻盈，延年益寿。五色石脂的五种颜色具有不同的补益五脏的作用，赤石补心、青石补肝、黄石补脾、白石补肺、黑石补肾。产于山谷。

• 用量用法:
9~12 克，先煎。
外用: 适量，研末敷患处。

主治示意图

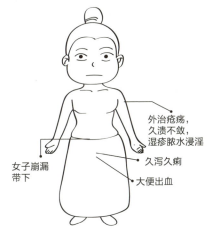

外治疮疡，久溃不敛，湿疹脓水浸淫

久泻久痢

女子崩漏带下

大便出血

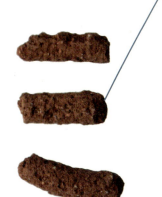

不宜与肉桂同用。

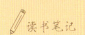 读书笔记

配伍应用

病症	配方
泻痢日久、滑脱不禁、脱肛等症	常与禹余粮相须为用，如赤石脂禹余粮汤（《伤寒论》）

禹余粮

🌀 味甘，寒。主欬逆寒热烦满；下赤白；血闭癥瘕（zhēng jiǎ）；大热。炼饵服之不饥，轻身延年。生池泽及山岛中。

【白话解析】

味甘，性寒。主治咳嗽气逆，身体发冷发热、烦闷胀满；下痢有赤白，血管闭塞成肿块；身体高热。炼成丸剂服用，可使人不易饥饿，身体轻盈，延缓衰老，延年益寿。产于沼泽积水处、江河环绕的山岛中。

- 功效：
涩肠止泻，收敛止血。

癥瘕：各种妇科良性肿瘤。

- 用量用法：
9～15克，先煎；或入丸散。

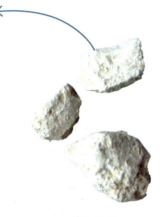

孕妇慎用。

主治示意图

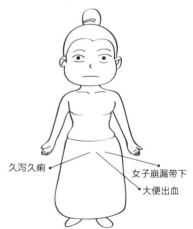

久泻久痢

女子崩漏带下

大便出血

✏️ 读书笔记

配伍应用

病症	配方
久泻、久痢	常与赤石脂相须而用，如赤石脂禹余粮汤（《伤寒论》）
崩漏	常与海螵蛸、赤石脂、龙骨等同用，如治妇人漏下方（《千金方》）
气虚失摄之便血	配人参、白术、棕榈炭等
肾虚带脉不固之带下清稀	常与海螵蛸、煅牡蛎、白果等同用

赤箭（天麻）

味辛，温。主杀鬼精物，蛊（gǔ）毒恶气。久服益气力，长阴，肥健，轻身增年。一名离母，一名鬼督邮。生川谷。

• 功效：
息风止痉，平抑肝阳，祛风通络。

【白话解析】

味辛，性温。主治鬼迷心窍、精神错乱，能杀灭蛊毒恶气。经常服用能使人增长气力，增加阴液，强身健体，使人身体轻盈、延年益寿。别名离母、鬼督邮。产于川泽河谷处。

恶气： 致病的邪恶之气。

主治示意图

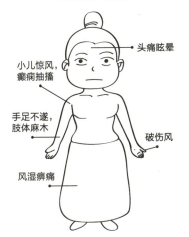

头痛眩晕

小儿惊风，癫痫抽搐

手足不遂，肢体麻木

破伤风

风湿痹痛

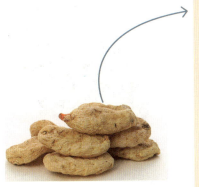

• 用量用法：
3～10克，煎服；研末冲服，每次1～1.5克。

气虚甚者慎服。

✎ 读书笔记

配伍应用

病症	配方
小儿急惊风	常与羚羊角、钩藤、全蝎等同用，如钩藤饮（《医宗金鉴》）
肝阳上亢之眩晕、头痛	常与钩藤、石决明、牛膝等同用，如天麻钩藤饮（《杂病证治新义》）
风痰上扰之眩晕、头痛、痰多胸闷	常与半夏、陈皮、茯苓、白术等同用，如半夏白术天麻汤（《医学心悟》）

猪苓

🌀 味甘，平。主痎（jiē）疟；解毒；蛊疰（zhù）不祥；利水道。久服轻身耐老。一名猴（jiā）猪矢。生山谷。

【白话解析】

味甘，性平。主治疟疾，能解毒，可消除蛊毒、鬼疰等秽浊之气，可使水道通利。经常服用能使身体轻盈、延缓衰老。别名猴猪矢。产于山谷。

• 功效：
利水渗湿。

痎：泛指疟疾。

• 用量用法：
6～12克，煎服。

📝 读书笔记

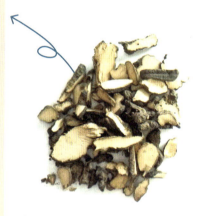

无水湿者忌服。

主治示意图

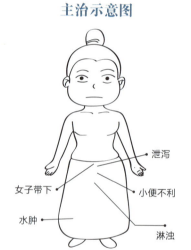

泄泻

女子带下

小便不利

水肿

淋浊

配伍应用

病症	配方
通身肿满、小便不利	单用一味猪苓为末，热水调服
水湿内停所致之水肿、小便不利	常与泽泻、茯苓、白术等同用，如四苓散（《明医指掌》）
肠胃寒湿、濡泻无度	常与肉豆蔻、黄柏同用，如猪苓丸（《圣济总录》）
热淋、小便不通、淋沥涩痛	本品配生地黄、滑石、木通等，如十味导赤汤（《医宗金鉴》）

茯苓

味甘，平。主胸胁逆气忧恚（huì）；惊邪恐悸；心下结痛，寒热烦满，咳逆，口焦舌干，利小便；久服安魂养神，不饥延年。一名茯菟。生山谷。

功效：
利水渗湿，健脾，宁心。

恚：怨愤。

【白话解析】

味甘，性平。主治忧愁引起的胸胁间气逆上行，因受到惊吓而导致的惶恐心悸，心下脘腹疼痛，身体恶寒发热，烦躁郁闷，咳嗽气逆，口干舌燥，并能通利小便。经常服用能宁心安神，使人不易饥饿、益寿延年。别名茯菟。产于山谷。

用量用法：
10～15克，煎服。

主治示意图

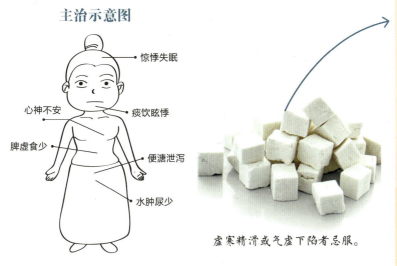

- 惊悸失眠
- 心神不安
- 痰饮眩悸
- 脾虚食少
- 便溏泄泻
- 水肿尿少

虚寒精滑或气虚下陷者忌服。

读书笔记

配伍应用

病症	配方
水湿内停所致之水肿、小便不利	常与泽泻、猪苓、白术、桂枝等同用，如五苓散（《伤寒论》）
脾胃虚弱、倦怠乏力、食少便溏	配人参、白术、甘草同用，如四君子汤（《和剂局方》）

柏子

味甘，平。主惊悸；安五脏，益气；除风湿痹（bì）。久服令人润泽美色；耳目聪明，不饥不老，轻身延年。生山谷。

【白话解析】

味甘，性平。主治因惊吓而引起的惊慌、不安，具有安定五脏、益气血、除风湿痹证的功效。经常服用可使人面色或皮肤润泽悦目、耳聪目明、不易饥饿、身体轻盈、延缓衰老。产于山谷。

主治示意图

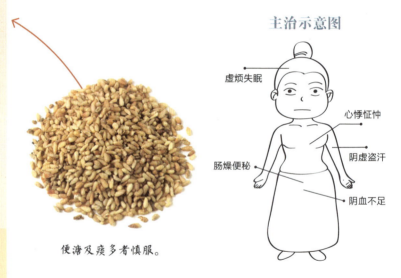

- 虚烦失眠
- 心悸怔忡
- 阴虚盗汗
- 肠燥便秘
- 阴血不足

便溏及痰多者慎服。

配伍应用

病症	配方
心阴不足、心血亏虚、心神失养之心悸怔忡、虚烦不眠、头晕健忘	常与人参、五味子、白术等配伍，如柏子仁丸（《普济本事方》）；也可与酸枣仁、当归、茯神等同用，如养心汤（《校注妇人良方》）
心肾不交之心悸不宁、心烦少寐、梦遗健忘	常以本品配伍麦冬、熟地黄、石菖蒲等同用，如柏子养心丸（《体仁汇编》）
阴虚血亏，老年、产后等肠燥便秘证	常与郁李仁、松子仁、杏仁等同用，如五仁丸（《世医得效方》）

天冬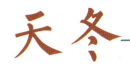

🌀 味苦，平。主诸暴风湿偏痹；强骨髓，杀三虫，去伏尸。久服轻身益气延年。一名颠勒。生山谷。

功效：
养阴润燥，清肺生津。

【白话解析】

味苦，性平。可治疗各种严重的风湿偏瘫，强健骨髓，能杀死蛔虫、赤虫、蛲虫等三种人体寄生虫，可预防潜伏期疾病的发生。经常服用可身体轻盈、益气延年，别名颠勒。生长在山谷中。

伏尸：隐伏体内的病。

主治示意图

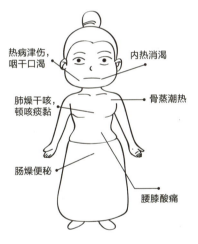

热病津伤，咽干口渴
内热消渴
肺燥干咳，顿咳痰黏
骨蒸潮热
肠燥便秘
腰膝酸痛

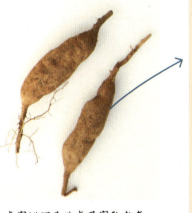

用量用法：
6～12克，煎服。

虚寒泄泻及外感风寒致嗽者，皆忌服。

✏ 读书笔记

配伍应用

病症	配方
肺阴不足、燥热内盛	常与麦冬、沙参、川贝母等同用
肾阴亏虚、眩晕耳鸣、腰膝酸痛	常与熟地黄、枸杞子、牛膝等滋肾益精、强筋健骨之品同用
阴虚火旺、骨蒸潮热	宜与生地黄、麦冬、知母、黄柏等同用
肾阴久亏、内热消渴	可与生地黄、山药、女贞子等同用
津亏肠燥便秘	宜与生地黄、当归、生何首乌等同用

麦冬

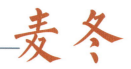

🐚 味甘，平。主心腹结气，伤中伤饱，胃络脉绝，赢（léi）瘦短气。久服轻身，不老，不饥。生川谷及堤阪。

【白话解析】

味甘，性平。可清心除烦，调理积食不化、胃血管疾病、身体消瘦、气短。经常服用能使身体轻盈、耐老、耐饥饿。产于川泽河谷地带和池塘的堤坡。

• 功效：
养阴生津，润肺清心。

• 用量用法：
6～12克，煎服。

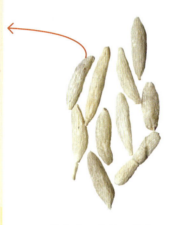

与款冬、苦瓠、苦参、青蘘相克。

主治示意图

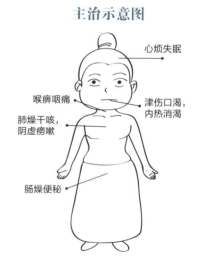

心烦失眠

喉痹咽痛

津伤口渴，内热消渴

肺燥干咳，阴虚痨嗽

肠燥便秘

✏ 读书笔记

配伍应用

病症	配方
阴虚肺燥有热的鼻燥咽干，干咳痰少、咯血，咽痛音哑	常与阿胶、石膏、桑叶、枇杷叶等同用，如清燥救肺汤（《医门法律》）
心阴虚有热之心烦、失眠多梦、健忘、心悸怔忡	宜与生地黄、酸枣仁、柏子仁等配伍，如天王补心丹（《摄生秘剖》）
热邪伤津之便秘	与生地黄、玄参同用，如增液汤（《温病条辨》）

白术

🐚 味苦，温。主风寒湿痹死肌，痉，疸；止汗，除热，消食，作煎饵。久服轻身延年，不饥。一名山蓟（jì）。生山谷。

【白话解析】

　　味苦，性温。治疗肢体麻木、肌肉僵硬、黄疸等症，能止汗、除热、助消化，还可做药引子。经常服用能使身体轻盈、耐饥饿、延年益寿。别名山蓟。生长在山谷中。

主治示意图

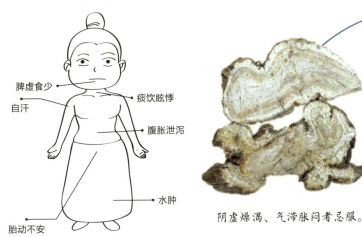

- 脾虚食少
- 自汗
- 痰饮眩悸
- 腹胀泄泻
- 水肿
- 胎动不安

阴虚燥渴、气滞胀闷者忌服。

- **功效：**
健脾益气，燥湿利水，止汗，安胎。

- 痉：湿流关节而筋脉拘急、四肢抽搐等。

- **用量用法：**
6～12克，煎服，炒用可增强补气、健脾、止泻的功效。

✏️读书笔记

配伍应用

病症	配方
脾虚有湿、食少便溏或泄泻	常与人参、茯苓等同用，如四君子汤（《和剂局方》）
脾虚水肿	可与茯苓、桂枝等同用
脾虚胎儿失养	宜与人参、阿胶等配伍
脾肺气虚、卫气不固、表虚自汗、易感风邪	宜与黄芪、防风等配伍，以固表御邪，如玉屏风散（《丹溪心法》）
便秘	生白术30～60克，水煎，早、晚2次分服，每日1剂

干地黄

味甘，寒。主折跌绝筋；伤中，逐血痹，填骨髓，长肌肉，作汤除寒热积聚，除痹；生者尤良。久服轻身不老。一名地髓。生川泽。

【白话解析】

味甘，性寒。可治疗跌打损伤、内脏受损、肢体麻木疼痛，还能补养骨髓、增长肌肉。煎成汤剂能祛除寒热积聚，消除各种痹病，生地黄的疗效尤其好。经常服用能使身体轻巧而耐衰老。别名地髓。生长在河边沼泽水草丛生处。

• 功效：
鲜地黄可清热生津，凉血，止血。生地黄可清热凉血，养阴生津。

血痹：血虚不运，肢体麻木疼痛。

• 用量用法：
鲜地黄为12～30克。生地黄为10～15克。

✎ 读书笔记

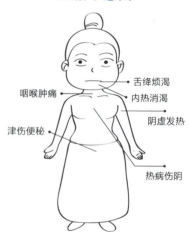

主治示意图

舌绛烦渴
内热消渴
阴虚发热
热病伤阴
津伤便秘
咽喉肿痛

地黄性凉，脾虚腹泻、胃虚食少者忌食。

配伍应用

病症	配方
热病伤阴、烦渴多饮	常与麦冬、沙参、玉竹等同用，如益胃汤（《温病条辨》）
胃火牙痛、咽喉肿痛、口舌生疮	常与玄参、升麻、生石膏等配伍，如清胃散（《脾胃论》）

菖蒲

味辛，温。主风寒痹；欬（kài）逆上气；开心孔，补五脏；通九窍，明耳目，出音声。久服轻身，不忘，不迷惑，延年。一名昌阳。生池泽。

• 功效：
开窍豁痰，醒神益智，化湿开胃。

欬：咳嗽。

【白话解析】

味辛，性温。治疗因风、寒、湿等外邪侵袭人体，使肌肉、关节、筋骨发生麻木、酸痛、屈伸不利、咳嗽气喘等症。能使心窍开通，补益五脏，九窍（眼、口、耳、鼻孔、尿道和肛门）舒通，耳聪目明，声音洪亮。经常服用能使身体轻盈，记忆力好，神志清醒，延长寿命。别名昌阳。生长在沟渠、水塘等水草丛生处。

主治示意图

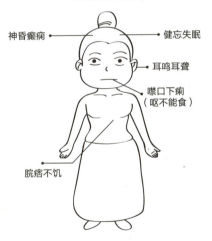

神昏癫痫 ／ 健忘失眠 ／ 耳鸣耳聋 ／ 噤口下痢（呕不能食） ／ 脘痞不饥

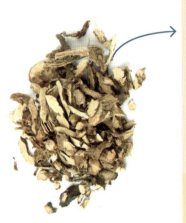

• 用量用法：
3～10克，煎服。鲜品加倍。

阴虚阳亢、汗多、精滑者慎服。

✏读书笔记

配伍应用

病症	配方
痰热蒙蔽、高热、神昏谵语	常与郁金、半夏、竹沥等配伍，如菖蒲郁金汤（《温病全书》）
心烦、失眠、健忘症	常与人参、茯神、远志等配伍，如不忘散（《证治准绳》）、开心散（《千金方》）

远志

🌀 味苦，温。主欬逆伤中，补不足，除邪气；利九窍，益智慧，耳目聪明，不忘，强志，倍力。久服轻身不老。叶，名小草。一名棘菀，一名葽（yāo）绕，一名细草。生川谷。

【白话解析】

味苦，性温，主治咳嗽伤肺，能补气虚不足、驱除邪气，通利九窍（眼、口、耳、鼻孔、尿道和肛门），增益智慧，耳明目聪，记忆力好，增益气力。经常服用身体轻盈而长寿。它叶的名字叫小草，远志又叫棘菀、葽绕、细草。生长在川泽河谷地带。

- 功效：
安神益智，交通心肾，祛痰，消肿。

- 用量用法：
3～10克，煎服。外用：适量。化痰止咳宜炙用。

🖋 读书笔记

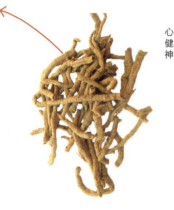

阴虚火旺、脾胃虚弱者，以及孕妇慎服。用量不宜过大，以免引起呕恶。

主治示意图

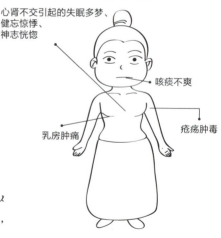

心肾不交引起的失眠多梦、健忘惊悸、神志恍惚

咳痰不爽

乳房肿痛

疮疡肿毒

配伍应用

病症	配方
心肾不交之心神不宁、失眠、惊悸等症	常与茯神、龙齿、朱砂等同用，如远志丸（《张氏医通》）

泽泻

🐚 味甘，寒。主风寒湿痹，乳难；消水，养五脏，益气力，肥健，久服耳目聪明，不饥，延年，轻身，面生光，能行水上。一名水泻，一名芒芋，一名鹄（hú）泻。生池泽。

【白话解析】

味甘，性寒。主治风寒引起的疾病、难产等，并能利尿、补养五脏、增加气力、强健体魄。经常服用能使人耳聪目明、不易饥饿、延年益寿、身体轻盈、容光焕发，免受水湿之气侵害。别名水泻、芒芋、鹄泻。生长在池塘沼泽处。

主治示意图

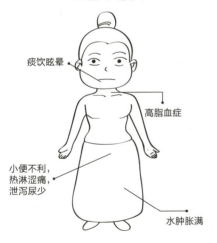

- 痰饮眩晕
- 高脂血症
- 小便不利，热淋涩痛，泄泻尿少
- 水肿胀满

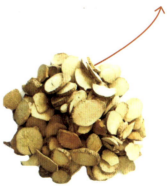

• 用量用法：
6～10克，煎服。

✏ 读书笔记

无湿热及肾虚精滑者忌服。

配伍应用

病症	配方
水湿停蓄之水肿、小便不利	常和茯苓、猪苓、桂枝配用，如五苓散（《伤寒论》）
脾胃伤冷、水谷不分、泄泻不止	与厚朴、苍术、陈皮配用，如胃苓汤（《丹溪心法》）

薯蓣（山药）

🐌 味甘，温。主伤中，补虚羸，除寒热邪气。补中，益气力，长肌肉。久服耳目聪明，轻身，不饥，延年。一名山芋。生山谷。

【白话解析】

味甘，性温。主治内脏损伤，可补虚养身、驱除寒热邪气，有益内脏健康、增加气力、增长肌肉。经常服用能使人耳聪目明、身体轻盈、不易饥饿、益寿抗衰。别名山芋。生长在山谷中。

- **功效：**
补脾养胃，生津益肺，补肾涩精。

- **用量用法：**
15～30克，煎服，麸炒可增强补脾止泻的功效。

/ **读书笔记**

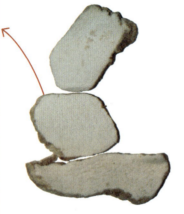

薯蓣与甘遂不要一同食用；也不可与碱性药物同服。大便燥结者不宜食用，有实邪者忌食。

主治示意图

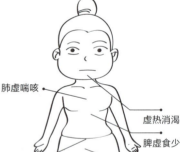

肺虚喘咳
虚热消渴
脾虚食少
男子肾虚遗精
久泻不止，泄泻便溏
女子白带过多
尿频

配伍应用

病症	配方
脾虚带下	常与人参、白术等药同用，如完带汤（《傅青主女科》）
消渴气阴两虚证	常与黄芪、天花粉、知母等品同用，如玉液汤（《医学衷中参西录》）

菊花 ⟶

• 功效：
散风清热，平肝
明目，清热解毒。

味苦，平。主诸风，头眩，肿痛，目欲脱，泪出；皮肤死肌，恶风湿痹。久服利血气，轻身耐老，延年。一名节华。生川泽及田野。

【白话解析】

味苦，性平。主治各种风邪所致的头目眩晕、肿胀疼痛，眼睛外突、流泪不止，肌肤麻木不知痛痒，因风、寒、湿等外邪侵袭人体引发的疾病。经常服用能调理血气，使身体轻盈、益寿抗衰。别名节华。生长在河边溪畔水草丛杂处及田野上。

主治示意图

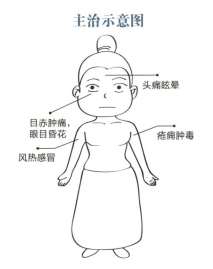

头痛眩晕

目赤肿痛，
眼目昏花

疮痈肿毒

风热感冒

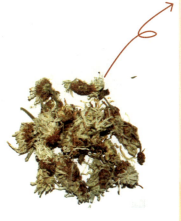

• 用量用法：
5～10克，煎服。
疏散风热宜用黄
菊花，平肝、清肝
明目宜用白菊花。

气虚胃寒、食少泄泻者慎服。

✎ 读书笔记

配伍应用

病症	配方
风热感冒或温病初起、温邪犯肺、发热、头痛、咳嗽等症	常配伍连翘、薄荷、桔梗等，如桑菊饮（《温病条辨》）
肝肾精血不足、目失所养、眼目昏花、视物不清	常与枸杞子、熟地黄、山茱萸等同用，如杞菊地黄丸（《医级》）

甘草

🍂 味甘，平。主五脏六府寒热邪气；坚筋骨，长肌肉，倍力；金疮肿；解毒。久服轻身延年。生川谷。

【白话解析】

味甘，性平。主治五脏六腑内的寒热邪气；使筋骨坚实、肌肉增长、气力增加；能够消除金属器刃损伤肢体所致的疮肿；还能解毒。生长在山川、河谷之处。

- 功效：
补脾益气，清热解毒，祛痰止咳，缓急止痛，调和诸药。

- 用量用法：
2～10克，煎服。生用性微寒，可清热解毒；蜜炙药性微温，并可增强补益心脾之气和润肺止咳的作用。

✏️ 读书笔记

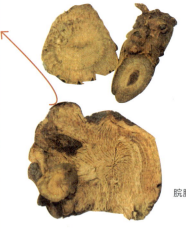

不宜与海藻、京大戟、红大戟、甘遂、芫花同用。

主治示意图

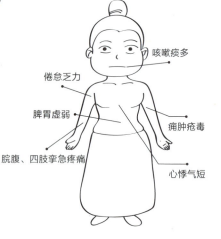

咳嗽痰多
倦怠乏力
脾胃虚弱
痈肿疮毒
脘腹、四肢挛急疼痛
心悸气短

配伍应用

病症	配方
伤寒耗伤心气之心悸、脉结代（若属气血两虚）	宜与人参、阿胶、生地黄等同用，如炙甘草汤（《伤寒论》）
脘腹、四肢挛急疼痛	与白芍同用，即芍药甘草汤（《伤寒论》）
热毒疮疡	可单用煎汤浸渍，或熬膏内服。常与地丁、连翘等配伍
热毒咽喉肿痛	宜与板蓝根、桔梗、牛蒡子等配伍

石斛

* 功效：
益胃生津，滋阴
清热。

🐚 味甘，平。主伤中；除痹，下气；补五脏虚劳赢瘦，强阴。久服厚肠胃，轻身延年。一名林兰。生山谷。

虚劳：虚损劳伤。

【白话解析】

味甘，性平。主治内脏疾患，能除气郁而使气下行；补益五脏，避免虚弱消瘦，使身体强健。经常服用可增强肠胃功能，使身体轻盈、抗衰益寿。别名林兰。生长在山谷中。

主治示意图

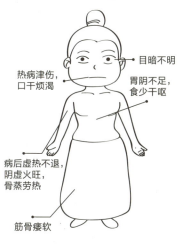

目暗不明

热病津伤，
口干烦渴

胃阴不足，
食少干呕

病后虚热不退，
阴虚火旺，
骨蒸劳热

筋骨痿软

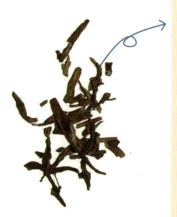

* 用量用法：
6 ~ 12 克，煎服；
鲜品 15 ~ 30 克。

热病早期阴未伤者、湿温病未化燥者、脾胃虚寒者（指胃酸分泌过少者）均禁服。

🖊读书笔记

配伍应用

病症	配方
热病伤津、烦渴、舌干苔黑之症	常与天花粉、鲜生地黄、麦冬等同用
胃热阴虚之胃脘疼痛、牙龈肿痛、口舌生疮	可与生地黄、麦冬、黄芩等同用
肾阴亏虚、目暗不明	常与枸杞子、熟地黄、菟丝子等同用，如石斛夜光丸（《原机启微》）
肾阴亏虚、筋骨痿软	常与熟地黄、山茱萸、杜仲、牛膝等同用
肾虚火旺、骨蒸劳热	宜与生地黄、枸杞子、黄柏、胡黄连等同用

人参

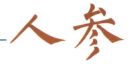

🐚 味甘，微寒。主补五脏，安精神，定魂魄，止惊悸；除邪气；明目，开心益智。久服轻身延年。一名人衔，一名鬼盖。生山谷。

【白话解析】

味甘，性微寒。主要作用是补益五脏、安定心神魂魄、防止惊悸，并有预防疾病、明目、使心情舒畅、增强智慧的作用。别名人衔、鬼盖。生长在山谷中。

• 功效：
大补元气，复脉固脱，补脾益肺，生津养血，安神益智。

开：舒展、明快之义。

• 用量用法：
3～9 克，另煎兑服；也可研粉吞服，每次 2 克，每日 2 次。

✏️读书笔记

主治示意图

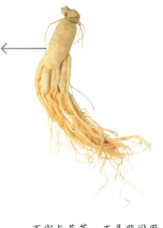

不宜与藜芦、五灵脂同用。

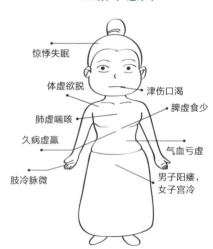

惊悸失眠
体虚欲脱
肺虚喘咳
久病虚羸
肢冷脉微
津伤口渴
脾虚食少
气血亏虚
男子阳痿，女子宫冷

配伍应用

病症	配方
大汗、大泻、大失血或大病、久病所致元气虚极欲脱、气短神疲、脉微欲绝的重危证候	单用有效，如独参汤（《景岳全书》）

（续表）

病症	配方
气虚欲脱兼见汗出、四肢逆冷	应与回阳救逆之附子同用，以补气固脱与回阳救逆，如参附汤（《正体类要》）
气虚欲脱兼见汗出身暖、渴喜冷饮、舌红干燥	常与麦冬、五味子配伍，以补气养阴、敛汗固脱，如生脉散（《内外伤辨惑论》）
肺气咳喘、痰多	常与五味子、苏子、杏仁等同用，如补肺汤（《千金方》）
脾虚不运常兼湿滞	常与白术、茯苓等配伍，如四君子汤（《和剂局方》）
脾气虚弱、不能统血，导致长期失血	常与黄芪、白术等配伍，如归脾汤（《济生方》）
若脾气虚衰、气虚不能生血，以致气血两虚	可与当归、熟地黄等配伍，如八珍汤（《正体类要》）
失眠多梦、健忘	常与酸枣仁、柏子仁等配伍，如天王补心丹（《摄生秘剖》）
虚喘	常与蛤蚧、五味子、胡桃等同用
肾阳虚衰、肾精亏虚之阳痿	常与鹿茸等配伍
热伤气津	常与知母、石膏同用，如白虎加人参汤（《伤寒论》）

读书笔记

络石

🐚 味苦，温。主风热、死肌、痈伤，口干舌焦，痈肿不消；喉舌肿，水浆不下。久服轻身，明目，润泽好颜色，不老延年。一名石鲮（líng）。生川谷。

【白话解析】

味苦，性温。主治发热引起的肌肉僵硬、麻木不仁，化脓性疾病；口干舌燥，痈肿不能消散；喉舌肿痛，水米不能下咽，厌食。经常服用能使身体轻盈、视力好、肌肤润泽、容光焕发、抗衰益寿。别名石鲮。生长在山川河谷地带。

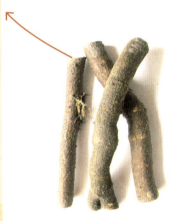

阳虚畏寒、大便溏薄者禁服。

主治示意图

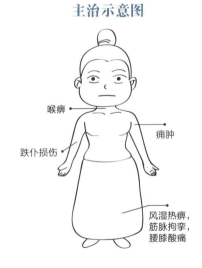

喉痹

痈肿

跌仆损伤

风湿热痹，筋脉拘挛，腰膝酸痛

配伍应用

病症	配方
热毒之咽喉肿痛、痹塞	以之单用水煎，慢慢含咽（《近效方》）
风湿热痹、筋脉拘挛、腰膝酸痛	每与忍冬藤、秦艽、地龙等配伍，也可单用酒浸服
痈肿疮毒	与皂角刺、瓜蒌、乳香、没药等配伍，如止痛灵宝散（《外科精要》）

龙胆

味苦，寒。主骨间寒热，惊痫邪气；续**绝伤**，定五脏；杀蛊毒。久服益智不忘。轻身耐老。一名陵游。生川谷。

【白话解析】

味苦，性寒。主治关节疼痛、关节炎，小儿惊风、癫痫，跌打损伤，以及益五脏健康、防止毒虫咬伤。经常服用可益智、增强记忆力，使身体轻巧灵便、抗衰延寿。别名陵游。生长在山谷中。

主治示意图

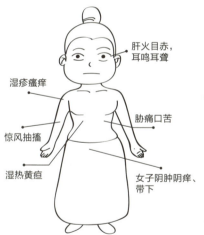

肝火目赤，耳鸣耳聋

湿疹瘙痒

胁痛口苦

惊风抽搐

湿热黄疸

女子阴肿阴痒、带下

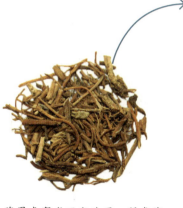

脾胃虚寒者不宜使用。阴虚津伤者慎用。

配伍应用

病症	配方
湿热黄疸	可配苦参，如苦参丸（《杂病源流犀烛》）；或与栀子、大黄、白茅根等同用，如龙胆散（《圣惠方》）
湿热下注、阴肿阴痒、湿疹瘙痒、带下黄臭	常与泽泻、木通、车前子等同用，如龙胆泻肝汤（《兰室秘藏》）
肝火头痛、目赤耳聋、胁痛口苦	配柴胡、黄芩、栀子等，如龙胆泻肝汤（《兰室秘藏》）

• 功效：
清热燥湿，泻肝胆火。

绝伤：筋断骨折。

• 用量用法：
3～6克，煎服。

✏ 读书笔记

牛膝

味苦，酸，平。主寒湿痿痹，四肢拘挛，膝痛不可屈；逐血气；伤热火烂；堕胎。久服轻身耐老。一名百倍。生川谷。

【白话解析】

味苦、酸，性平。治疗寒湿引起的肌肉无力，四肢不能伸展自如，膝盖疼痛、不能自由屈伸；驱除血气瘀滞之疾、水火烫伤后的皮肤溃烂；还能堕胎。经常服用能使身体轻盈、不易衰老。别名百倍。生长在山川河谷地带。

- 功效：
逐瘀通经，补肝肾，强筋骨，利尿通淋，引血下行。

痿：肢体筋脉弛缓无力。

- 用量用法：
5～12克，煎服。活血通经、利水通淋、引火（血）下行宜生用；补肝肾、强筋骨宜酒炙用。

✎ 读书笔记

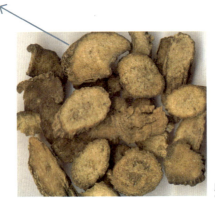

孕妇慎用。

主治示意图

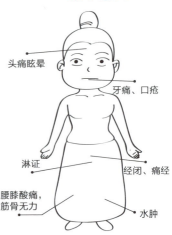

头痛眩晕

牙痛、口疮

淋证

经闭、痛经

腰膝酸痛、筋骨无力

水肿

配伍应用

病症	配方
瘀阻经闭、痛经、月经不调、产后腹痛	常配当归、桃仁、红花，如血府逐瘀汤（《医林改错》）
痹痛日久、腰膝酸痛	常配独活、桑寄生等，如独活寄生汤（《千金方》）
热淋、血淋、砂淋	常配冬葵子、瞿麦、车前子、滑石等，如牛膝汤（《千金方》）

卷柏

味辛，温。主五脏邪气，女子阴中寒热痛，癥瘕（zhēng jiǎ），血闭绝子。久服轻身，和颜色。一名万岁。生山谷石间。

• 功效：
活血通经。炒化后能化瘀止血。

癥瘕：一般以坚硬不移、痛有定处的为癥，以聚散无常、痛无定处的为瘕。

• 用量用法：
5～10克，煎服。

【白话解析】

味辛，性温。主治五脏疾病；女子阴部冷热疼痛，气血郁结所致的癥瘕、闭经、不孕症。经常服用能使身体轻巧灵便、气色好。别名万岁。生长在山谷中。

主治示意图

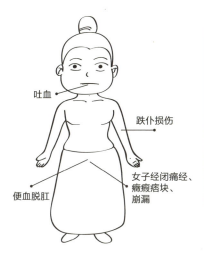

- 吐血
- 跌仆损伤
- 便血脱肛
- 女子经闭痛经、癥瘕痞块、崩漏

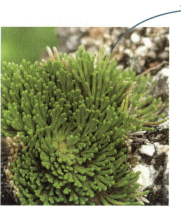

孕妇慎用。

✏ 读书笔记

配伍应用

病症	配方
咯血、崩漏、内痔便血	单用或与地榆配伍使用
烫伤	卷柏研末，茶油调涂

杜仲

🐚 味辛，平。主腰脊痛；补中益精气，坚筋骨，强志；除阴下痒湿，小便余沥。久服轻身，耐老。一名思仙。生山谷。

【白话解析】

味辛，性平。主治腰肌酸痛，具有补益内脏、增强精气、强筋健骨、提神益智的功效；还能治疗阴部瘙痒潮湿、小便后滴沥不尽。经常服用能使身体轻巧灵便、耐老。别名思仙。生长在山谷中。

- 功效：
补肝肾，强筋骨，安胎。

- 用量用法：
6～10克，煎服。

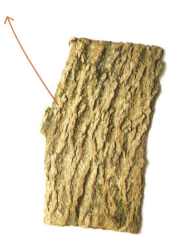

阴虚火旺者慎服。

主治示意图

头晕目眩

妊娠漏血，胎动不安

肝肾不足，腰膝酸痛，筋骨无力

配伍应用

病症	配方
肾虚腰痛及各种腰痛	常与胡桃肉、补骨脂同用，如青娥丸（《和剂局方》）
风湿腰痛冷重	与独活、桑寄生、细辛等同用，如独活寄生汤（《千金方》）
外伤腰痛	与川芎、桂心、丹参等同用，如杜仲散（《圣惠方》）

细辛

🐌 味辛，温。主欬逆，头痛脑动，百节拘挛，风湿痹痛死肌。久服明目，利九窍，轻身长年。一名小辛。生川谷。

【白话解析】

味辛，性温。主治咳嗽气喘、神经性头痛、多处关节僵硬、风湿、四肢麻木疼痛或肌肉麻木不仁。经常服用能明目、通利九窍，使身体轻巧灵活、延年益寿。别名小辛。生长在山川河谷地带。

主治示意图

头痛，牙痛
痰饮喘咳
鼻塞流涕，鼻衄，鼻渊
风寒感冒
风湿痹痛

不宜与藜芦同用。

• 用量用法：
1～3克，煎服。散剂每次服0.5～1克。外用：适量。

✏ 读书笔记

配伍应用

病症	配方
鼻渊等鼻科疾病之鼻塞、流涕、头痛	宜与白芷、苍耳子、辛夷等配伍
风寒湿痹、腰膝冷痛	常配伍独活、桑寄生、防风等，如独活寄生汤（《备急千金要方》）
纯系寒痰停饮射肺、咳嗽胸满、气逆喘急	可配伍茯苓、干姜、五味子等药，如苓甘五味姜辛汤（《金匮要略》）

独活

◦ 功效：
祛风除湿，通痹
止痛。

🐌 味苦，平。主风寒所击；金疮止痛；贲豚；痫痉；女子疝瘕。久服轻身耐老。一名羌活，一名羌青，一名护羌使者。生川谷。

【白话解析】

　　味苦，性平。主治发热、头痛、身痛、流涕及金属利器造成的创伤疼痛；还能治疗小腹有气上冲心下的贲豚症、痫症抽搐、女子疝瘕症。经常服用可使身体轻盈、延缓衰老。别名羌活、羌青、护羌使者。生长在山川河谷地带。

贲豚症：属肾之积，多由肾脏阴寒之气上逆或肝经气火冲逆所致。

◦ 用量用法：
3～10克，煎服。
外用：适量。

主治示意图

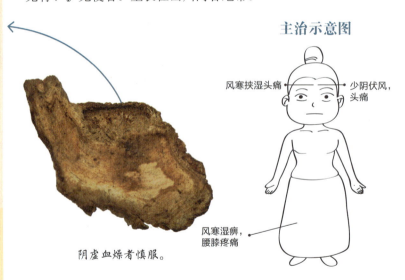

风寒挟湿头痛

少阴伏风，头痛

风寒湿痹，腰膝疼痛

🖊读书笔记

阴虚血燥者慎服。

配伍应用

病症	配方
感受风寒湿邪的风寒湿痹、肌肉、腰背、手足疼痛	常与当归、白术、牛膝等同用，如独活汤（《活幼新书》）
痹证日久正虚、腰膝酸软、关节屈伸不利	与桑寄生、杜仲、人参等配伍，如独活寄生汤（《千金方》）
外感风寒挟湿所致的头痛、头重、一身尽痛	多配羌活、藁本、防风等，如羌活胜湿汤（《内外伤辨惑论》）

柴胡

味苦，平。主心腹肠胃中结气，饮食积聚；寒热邪气；推陈致新。久服轻身明目，益精。一名地薰。生川谷。

功效：
疏散退热，疏肝解郁，升举阳气。

【白话解析】

味苦，性平。主治腹胀、腹部隐痛、积食；寒热邪气引起的疾病；并能提高新陈代谢能力。经常服用能使身体轻巧、眼睛明亮、增益精气。别名地薰。生长在山川河谷地带。

主治示意图

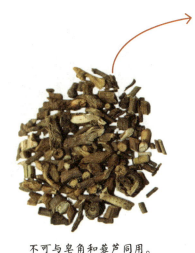

感冒发热

寒热往来（发热和恶寒交替出现）

胸胁胀痛

月经不调，子宫脱垂

脱肛

用量用法：
3～10克，煎服。解表退热宜生用，且用量宜稍重；疏肝解郁宜醋炙；升阳可生用或酒炙，其用量均宜稍轻。

不可与皂角和藜芦同用。

✏ 读书笔记

配伍应用

病症	配方
风寒感冒、恶寒发热、头身疼痛	常与防风、生姜等配伍，如正柴胡饮（《景岳全书》）
肝失疏泄、气机郁阻所致的胸胁或少腹胀痛、情志抑郁、妇女月经失调、痛经等症	常与香附、川芎、白芍同用，如柴胡疏肝散（《景岳全书》）
肝郁血虚、脾失健运、妇女月经不调、乳房胀痛、胁肋作痛、神疲食少、脉弦而虚	常配伍当归、白芍、白术、茯苓等，如逍遥散（《和剂局方》）

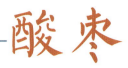

酸枣

味酸，平。主心腹寒热邪气结聚，四肢酸疼湿痹。久服安五脏，轻身延年。生川泽。

【白话解析】

味酸，性平。主治胸腹寒热邪气积聚，四肢酸痛、麻木。经常服用能使五脏安和、身体轻巧、延迟衰老。生长在河边池泽的水草丛生处。

- 功效：
养心补肝，宁心安神，敛汗，生津。

- 用量用法：
10～15 克，煎服。研末吞服，每次 1.5～2 克。本品炒后质脆易碎，便于煎出有效成分，可增强疗效。

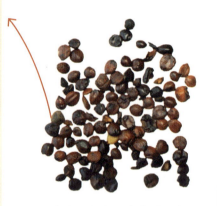

凡有实邪郁火及患有滑泄症者慎服。

✏读书笔记

主治示意图

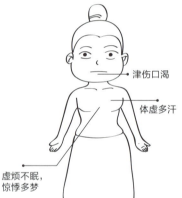

津伤口渴

体虚多汗

虚烦不眠，惊悸多梦

配伍应用

病症	配方
心肝阴血亏虚、心失所养、神不守舍之心悸、怔忡、健忘、失眠、多梦、眩晕等	常与当归、白芍、何首乌、龙眼肉等配伍
肝虚有热之虚烦不眠	常与知母、茯苓、川芎等同用，如酸枣仁汤（《金匮要略》）
心脾气血亏虚、惊悸不安、体倦失眠	与黄芪、当归、党参等配伍应用，如归脾汤（《校注妇人良方》）
心肾不足、阴亏血少、心悸失眠、健忘	当与麦冬、生地黄、远志等合用，如天王补心丹（《摄生秘剖》）

槐实

• 功效：
清热泻火，凉血
止血。

味苦，寒。主五内邪气热，止涎唾；补<u>绝伤</u>；五痔；火疮；妇人乳瘕，子脏急痛。生平泽。

绝伤：指筋断骨折。

【白话解析】

味苦，性寒。主治五脏热邪之气所致的疾病，能消止涎唾，补极度虚损，治疗五种痔（指牡痔、牝痔、脉痔、肠痔、血痔）及火伤成疮，对妇女乳房肿物及子宫挛急疼痛也有疗效。生长在平原水草丛生的地方。

主治示意图

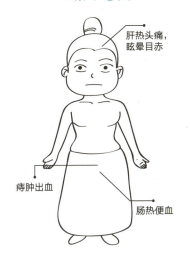

肝热头痛，眩晕目赤

痔肿出血

肠热便血

• 用量用法：
6～9克，煎服。
或入丸、散。

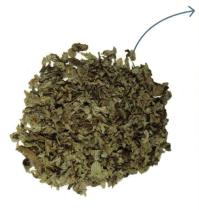

脾胃虚寒者及孕妇忌服。

读书笔记

配伍应用

病症	配方
新久痔血	常配伍黄连、地榆等，如榆槐脏连丸（《成方便读》）
血热引起的便血	常与山栀配伍，如槐花散（《经验良方》）
目赤、头胀头痛及眩晕等症	可用单味煎汤代茶饮，或配伍夏枯草、菊花等

枸杞

● 功效：
滋补肝肾，益精明目。

🐚 味苦，寒。主五内邪气，热中消渴；周痹，久服坚筋骨，轻身不老。一名杞根，一名地骨，一名枸忌，一名地辅。生平泽。

【白话解析】

味苦，性寒。能调节免疫力，调理脾胃损伤，以及多食、多饮、多尿及消瘦、疲乏、尿糖，全身疼痛、沉重麻木等症。经常服食可使筋骨强壮、身体轻盈、延缓衰老。别名杞根、地骨、枸忌、地辅。生长在平原水草丛生的地方。

● 用量用法：
6～12克，煎服。

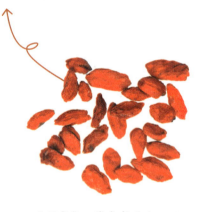

外邪实热、脾虚有湿及泄泻者忌服。

✏ 读书笔记

主治示意图

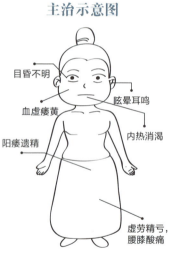

目昏不明
血虚痿黄
阳痿遗精
眩晕耳鸣
内热消渴
虚劳精亏，腰膝酸痛

配伍应用

病症	配方
精血不足所致的视力减退、内障目昏、头晕目眩、腰膝酸软、遗精滑泄、耳聋、牙齿松动、须发早白、失眠多梦，以及肝肾阴虚、潮热盗汗、消渴等	可单用，或与补肝肾、益精补血之品配伍，如《寿世保元》枸杞膏单用本品熬膏服
肝肾阴虚或精亏血虚之两目干涩、内障目昏	常与熟地黄、山茱萸、山药、菊花等同用，如杞菊地黄丸（《医级》）

薏苡仁——

味甘，微寒。主筋急拘挛，不可屈伸，风湿痹；下气；久服轻身益气。其根，下三虫。一名解蠡（lí）。生平泽及田野。

• 功效：
利水渗湿，健脾止泻，除痹，排脓，解毒散结。

急：紧缩。

【白话解析】

味甘，性微寒。主治关节僵硬、活动不便的风湿病，能使湿气下行。经常服食能使身体轻盈、补益气血。它的根能驱除蛔虫、赤虫、蛲虫三种肠道寄生虫。别名解蠡。生长在水草丛生的平地及田野中。

• 用量用法：
9～30克，煎服。清利湿热宜生用，健脾止泻宜炒用。

主治示意图

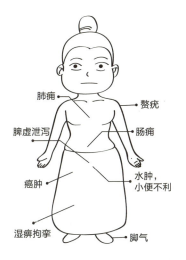

- 肺痈
- 赘疣
- 脾虚泄泻
- 肠痈
- 癌肿
- 水肿，小便不利
- 湿痹拘挛
- 脚气

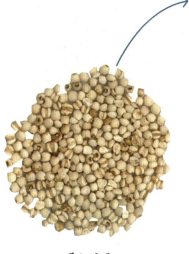

孕妇慎用。

/ 读书笔记

配伍应用

病症	配方
脾虚湿盛之泄泻	常与人参、茯苓、白术等合用，如参苓白术散（《和剂局方》）
湿痹而筋脉挛急疼痛	与独活、防风、苍术同用，如薏苡仁汤（《类证治裁》）

车前子

🌀 味甘，寒。主气癃，止痛，利水道小便；除湿痹。久服轻身耐老。一名当道。生平泽。

【白话解析】

味甘，性寒。主治气淋，能止痛、利小便、除四肢麻痹。经常服食能使身体轻盈、延缓衰老。别名当道。生长在平原水草丛生的地方。

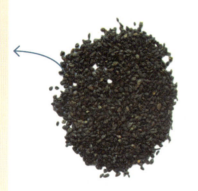

内伤劳倦、阳气下陷、肾虚精滑及内无湿热者慎服。

主治示意图

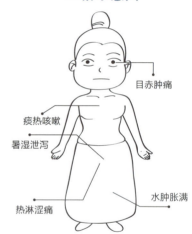

目赤肿痛

痰热咳嗽

暑湿泄泻

水肿胀满

热淋涩痛

配伍应用

病症	配方
湿热下注于膀胱而致小便淋沥涩痛	常与木通、滑石、瞿麦等同用，如八正散（《和剂局方》）
水湿停滞水肿、小便不利	可与猪苓、茯苓、泽泻同用
暑湿泄泻	可与香薷、茯苓、猪苓等同用，如车前子散（《杨氏家藏方》）
目赤涩痛	多与菊花、决明子等同用
肺热咳嗽痰多	多与瓜蒌、浙贝母、枇杷叶等同用

蛇床子 ⟶

🌀 味苦，平。主妇人阴中肿痛，男子阴痿、湿痒；除痹气，利关节；癫痫；恶疮。久服轻身。一名蛇米。生川谷及田野。

【白话解析】

味苦，性平。主治女子阴道内肿胀疼痛；男子阳痿、阴囊湿疹瘙痒；还能调理关节疼痛、麻木，治疗癫痫、恶疮。经常服食能使身体康健。别名蛇米。生长在山川河谷地带或田野上。

主治示意图

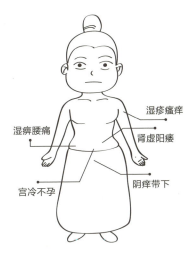

湿疹瘙痒
湿痹腰痛
肾虚阳痿
宫冷不孕
阴痒带下

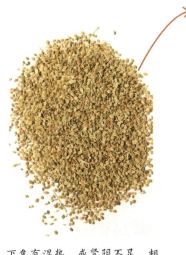

下焦有湿热，或肾阴不足，相火易动，以及精关不固者忌服。

配伍应用

病症	配方
阴部湿痒、湿疹、疥癣	常与苦参、黄柏、白矾等配伍（《濒湖集简方》）
带下腰痛	常与山药、杜仲、牛膝等同用
肾虚阳痿、宫冷不孕	常与当归、枸杞、淫羊藿、肉苁蓉等配伍，如赞育丹（《景岳全书》）

菟丝子

🐌 味辛，平。主续绝伤；补不足，益气力，肥健人；汁去面皯（gǎn）。久服明目，轻身延年。一名菟芦。生川泽。

• 功效：
补益肝肾，固精缩尿，安胎，明目，止泻；外用消风祛斑。

【白话解析】

味辛，性平。主治骨骼伤病，能够补身体不足、增加气力，使人身体强健。研汁涂面，可去颜面焦枯黧黑。经常服食可增强视力，使身体健康、益寿延年。别名菟芦。生长在河边沼泽等水草丛杂处。

• 用量用法：
6 ～ 12 克，煎服。
外用：适量。

主治示意图

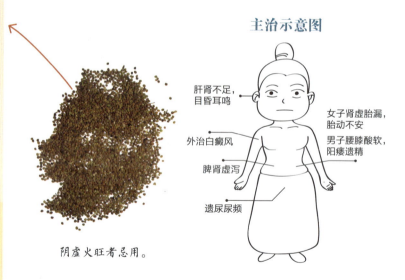

肝肾不足，
目昏耳鸣

外治白癜风

脾肾虚泻

遗尿尿频

女子肾虚胎漏，
胎动不安

男子腰膝酸软，
阳痿遗精

阴虚火旺者忌用。

/ 读书笔记

配伍应用

病症	配方
阳痿遗精	与枸杞子、覆盆子、车前子同用，如五子衍宗丸（《丹溪心法》）
小便过多或失禁	与桑螵蛸、肉苁蓉、鹿茸等同用，如菟丝子丸（《世医得效方》）
脾肾虚泄泻	与枸杞子、山药、茯苓、莲子同用，如菟丝子丸（《沈氏尊生书》）

蒺藜子

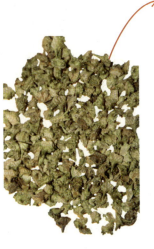

味苦，温。主恶血，破癥结积聚，喉痹，乳难。久服长肌肉，明目，轻身。一名旁通，一名屈人，一名止行，一名豺羽，一名升推。生平泽，或道旁。

【白话解析】

味苦，性温。可消除体内瘀血、肿块积聚，还能调理咽喉肿痛、女子难产。经常服食能增长肌肉、提高视力，使身体康健。别名旁通、屈人、止行、豺羽、升推。生长在河边草丛、田野或路旁。

主治示意图

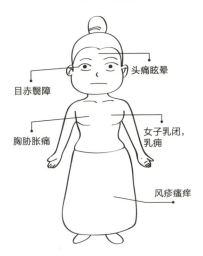

目赤翳障

头痛眩晕

胸胁胀痛

女子乳闭，乳痈

风疹瘙痒

血虚气弱者及孕妇慎服。

读书笔记

配伍应用

病症	配方
头痛眩晕、目赤肿痛	配决明子、青葙子等
风疹瘙痒	配菊花、地肤子、苦参

茜根

🐚 味苦，寒。主寒湿风痹，黄疸，补中。生川谷。

【白话解析】

味苦，性寒，主治风湿痹痛、黄疸症，具有强壮身体的功效。生长在向阳的山坡上。

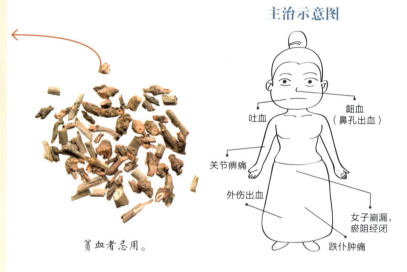

贫血者忌用。

主治示意图

吐血

衄血（鼻孔出血）

关节痹痛

外伤出血

女子崩漏，瘀阻经闭

跌仆肿痛

配伍应用

病症	配方
衄血	可与艾叶、乌梅同用，如茜梅丸（《本事方》）
血热崩漏	常配生地黄、生蒲黄、侧柏叶等
经闭、跌打损伤、风湿痹痛等血瘀经络闭阻之证	单用本品酒煎服，或配桃仁、红花、当归等，如《经验广集》治血滞经闭
痹证	也可单用浸酒服，或配伍鸡血藤、海风藤、延胡索等

茵陈 ——————→

🐚 味苦，平。主风湿寒热邪气，热结，黄疸。久服
轻身益气，耐老。生邱陵阪岸上。

【白话解析】

味苦，性平。主治风湿和寒热的邪气，湿热郁结导致的黄疸
症。经常服食能使身体康健、体力增强、抗衰延寿。生长在山坡、
林下、草地或路旁。

主治示意图

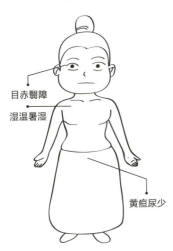

目赤翳障
湿温暑湿
黄疸尿少

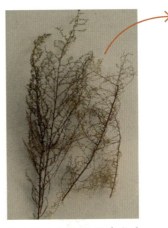

• 用量用法：
6 ～ 15 克，煎服。
外用：适量，煎
汤熏洗。

非因湿热引起的发黄者忌
服，蓄血发黄者及血虚萎
黄者慎用。

✏ 读书笔记

配伍应用

病症	配方
黄疸	常与栀子、黄柏、大黄同用，如茵陈蒿汤（《伤寒论》）
湿热内蕴之风瘙隐疹、湿疮瘙痒	可单味煎汤外洗，也可与黄柏、苦参、地肤子等同用

漏芦

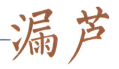

- 功效：
清热解毒，消痈，
下乳，舒筋通脉。

💮 味苦，寒。主皮肤热；恶疮、疽、痔，湿痹；下乳汁。久服轻身益气，耳目聪明，不老延年。一名野兰。生山谷。

【白话解析】

味苦，性寒。主治皮肤发热、疮疡溃烂不易愈合，湿邪导致的痹证。可促进乳汁分泌。经常服食能使身体健壮、气力增加、耳聪目明、抗衰延寿。别名野兰。生长在山谷中。

- 用量用法：
5～9克，煎服。
外用：研末调敷
或煎水洗。

✏️读书笔记

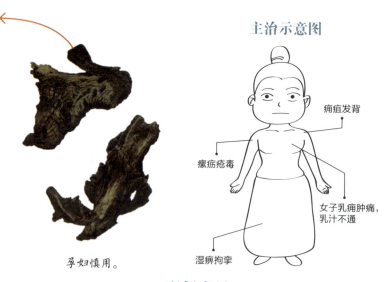

主治示意图

痈疽发背
瘰疬疮毒
女子乳痈肿痛，乳汁不通
湿痹拘挛

孕妇慎用。

配伍应用

病症	配方
乳痈肿痛	常与瓜蒌、蛇蜕同用，如漏芦散（《和剂局方》）
乳络塞滞、乳汁不下、乳房胀痛、欲作乳痈	常与穿山甲、王不留行等同用
热毒壅聚、痈肿疮毒	常与大黄、连翘、紫花地丁等同用，如漏芦汤（《千金方》）
痰火郁结、瘰疬欲破	可与海藻、玄参、连翘等同用，如漏芦汤（《圣济总录》）

王不留行

味苦，平。主金疮止血，逐痛出刺，除风痹；内寒。久服轻身耐老增寿。生山谷。

功效：
活血通经，下乳消肿，利尿通淋。

刺： 指刺入皮肉中的竹木针刺等。

【白话解析】

味苦，性平。主治刀枪伤有瘀血，能止血、缓解疼痛，具有拔刺的功效，并能驱除风痹。经常服食能使身体康健、抗衰延寿。生长在山谷中。

主治示意图

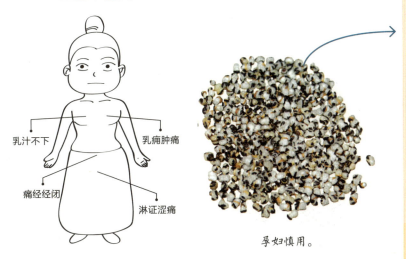

乳汁不下

乳痈肿痛

痛经经闭

淋证涩痛

孕妇慎用。

用量用法：
5～10克，煎服。
外用：适量。

📝 读书笔记

配伍应用

病症	配方
妇人难产，或胎死腹中	常配当归、川芎、香附、红花等，如胜金散（《普济方》）
产后气血亏虚、乳汁稀少	与黄芪、当归或当归、猪蹄同用
乳痈肿痛	可配蒲公英、夏枯草、瓜蒌等（《本草汇言》）

肉苁蓉

味甘，微温。主五劳七伤，补中，除茎中寒热痛；养五脏，强阴，益精气，多子；妇人癥瘕。久服轻身。生山谷。

【白话解析】

味甘，性微温。主治身体的五种劳损、七种损伤，能强健身体，用于阳痿、遗精，还能调养五脏、滋补肾阴，使人精气强旺、提高生育能力，治疗女子腹腔痞块。经常服食能使身体轻巧。生长在山谷中。

- 功效：
补肾阳，益精血，润肠通便。

五劳七伤：因劳逸不当引起的气、血、筋、肉、骨五神劳伤，以及食伤、饮伤、忧伤、饥伤、劳伤、房室伤，经络营卫气伤七神损伤。

- 用量用法：
6～10克，煎服。

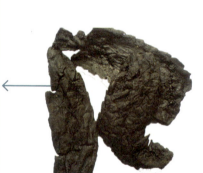

相火偏旺、胃弱便溏、实热便结者禁服。

主治示意图

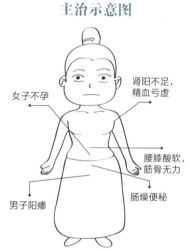

女子不孕
肾阳不足，精血亏虚
腰膝酸软，筋骨无力
肠燥便秘
男子阳痿

✏ 读书笔记

配伍应用

病症	配方
男子阳痿不起	配伍菟丝子、续断、杜仲同用，如肉苁蓉丸（《医心方》）
肾虚骨痿	可与杜仲、巴戟天、紫河车等同用，如金刚丸（《张氏医通》）

女贞实

• 功效：
滋补肝肾，明目
乌发。

🐚 味苦，平。主补中，安五脏，养精神，除百疾。久服肥健，轻身不老。生山谷。

【白话解析】

味苦，性平。能补益内脏，使五脏安和，调养精神，调理多种疾病。经常服食能使人体格健壮、身体轻巧、延缓衰老。生长在山谷中。

主治示意图

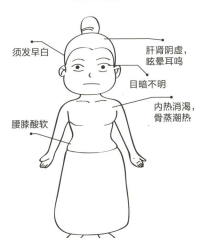

须发早白
肝肾阴虚，眩晕耳鸣
目暗不明
内热消渴，骨蒸潮热
腰膝酸软

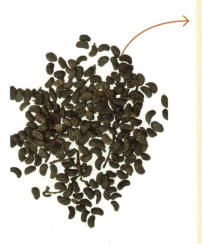

本品虽补而不腻，但性凉，故脾胃虚寒泄泻及肾阳虚者慎用。

• 用量用法：
6～12 克，煎服，因主要成分齐墩果酸不易溶于水，故以入丸剂为佳。本品以黄酒拌后蒸制，可增强滋补肝肾的功效，并使苦寒之性减弱，避免滑肠。

✏️ 读书笔记

配伍应用

病症	配方
肝肾阴虚所致的目暗不明、视力减退、须发早白、眩晕耳鸣、失眠多梦、腰膝酸软	常与墨旱莲配伍，如二至丸（《医方集解》）
肾阴亏虚消渴	宜与生地黄、天冬、山药等同用
阴虚内热之潮热心烦	宜与生地黄、知母、地骨皮等同用

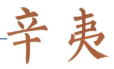

辛夷

味辛，温。主五脏、身体寒风，头脑痛，面皯。久服下气，轻身，明目，增年耐老。一名辛矧（shěn），一名侯桃，一名房木。生川谷。

【白话解析】

味辛，性温。主治五脏和身体有邪气导致的恶寒发热，风邪侵袭导致的头痛，面色焦枯黧黑。经常服食能使气下行、身轻体巧、眼睛明亮、抗衰延寿。别名辛矧、侯桃、房木。生长在山川河谷处。

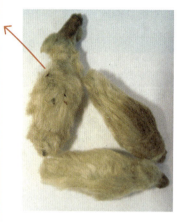

阴虚火旺者忌服。

主治示意图

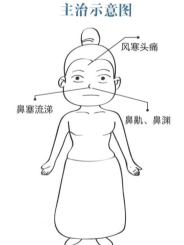

- 风寒头痛
- 鼻塞流涕
- 鼻衄、鼻渊

配伍应用

病症	配方
外感风寒、肺窍郁闭、恶寒发热、头痛鼻塞	可配伍防风、白芷、细辛等
鼻渊头痛、鼻塞流涕	常与白芷、细辛、苍耳子等同用，如苍耳子散（《济生方》）
外感风热	多与薄荷、连翘、黄芩等同用
肺胃郁热发为鼻疮	可与黄连、连翘、野菊花等配伍

阿胶

味甘，平。主心腹内崩，劳极洒洒如疟状，腰腹痛，四肢酸疼；女子下血，安胎。久服轻身益气。一名傅致胶。

【白话解析】

味甘，性平。主治心腹内的脏器虚损、劳累过度而造成的皮肤恶寒如发疟疾；可消除腰腹疼痛、四肢酸痛；调理女子下部出血，并能安胎。经常服食能使身体轻巧、增益气力。别名傅致胶。

主治示意图

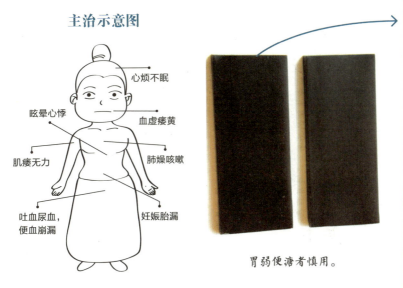

心烦不眠

眩晕心悸

血虚痿黄

肌痿无力

肺燥咳嗽

吐血尿血，
便血崩漏

妊娠胎漏

胃弱便溏者慎用。

配伍应用

病症	配方
气虚血少之心悸	与桂枝、甘草、人参等同用，如炙甘草汤（《伤寒论》）
血虚血寒之崩漏下血等症	可与熟地黄、当归、芍药等同用，如胶艾汤（《金匮要略》）
燥邪伤肺、干咳无痰、心烦口渴、鼻燥咽干	可与桑叶、杏仁、麦冬等同用，如清燥救肺汤（《医门法律》）

• 功效：
补血滋阴，润燥，止血。

劳极：极度劳伤。

• 用量用法：
3～9克，入汤剂宜烊化冲服。

读书笔记

葡萄

🐌 味甘，平。主筋骨湿痹，益气倍力，强志；令人肥健，耐饥，忍风寒。久食轻身，不老延年。可作酒。生山谷。

【白话解析】

味甘，性平。主治湿邪痹阻于筋骨引起的麻木，能使人气力倍增、记忆力增强、肥胖健壮、耐饥饿、抗风寒，常吃还能使人身体轻盈、抗衰延寿。葡萄可用来酿酒。通常生长在山坡上。

主治示意图

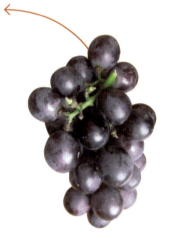

不宜过食，虚寒者慎食。

气血虚弱，气短乏力

肺虚咳嗽

心悸盗汗

风湿痹痛

淋证，小便不利

水肿

配伍应用

病症	配方
血小板减少症	葡萄若干，浸泡在适量酒中，每次饮 10 ~ 15 毫升，每日 2 ~ 3 次
营养不良性水肿	葡萄干 30 克，生姜皮 10 克，水煎服
痛风	水煮开后放入适量大米及 30 克去籽的鲜葡萄，共煮粥服食

蓬蘽

味酸，平。主安五脏，益精气，长阴令坚，强志，倍力，（有子）。久服轻身不老。一名覆盆。生平泽。

【白话解析】

味酸，性平。有利于五脏健康，能补益精气、提高男性性功能、增强记忆力和体力、有助于怀孕产子。经常服食能使身体轻巧、延缓衰老。别名覆盆。生长在灌木丛或山坡处。

- 功效：
益肾固精缩尿，养肝明目。

有子：令人有子。

- 用量用法：
6～12克，煎服。

主治示意图

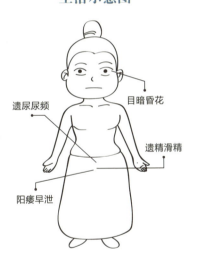

目暗昏花

遗尿尿频

遗精滑精

阳痿早泄

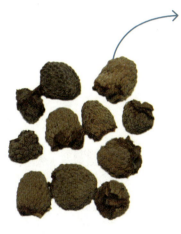

肾虚火旺、小便短赤者慎服。

配伍应用

病症	配方
肝肾不足、目暗不明	可单用久服，或与枸杞、桑椹子、菟丝子等同用
肾虚遗尿、尿频	常与桑螵蛸、益智仁、补骨脂等同用
肾虚遗精、滑精、阳痿、不孕	常与枸杞子、菟丝子、五味子等同用,如五子衍宗丸（《丹溪心法》）

读书笔记

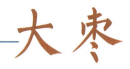

大枣

味甘，平。主心腹邪气，安中养脾，助十二经，平胃气，通九窍，补少气、少津液，身中不足，大惊，四肢重；和百药。久服轻身长年。叶，覆麻黄能令出汗。生平泽。

【白话解析】

味甘，性平。主治心腹疾病，能健脾养胃、调理十二经脉、通利九窍、益气生津、补虚强身，还可镇静安神、缓解四肢沉重、调和百药。经常食用能使人身体轻巧、长寿。其叶与麻黄相配合能发汗。生长在平原湿地。

- 功效：补中益气，养血安神。

平：调理。

- 用量用法：6～15克，碰破煎服。

主治示意图

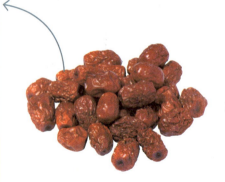

有湿痰、积滞，齿病、虫病者均不相宜；糖尿病患者切忌多食。

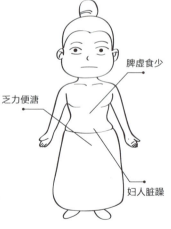

脾虚食少

乏力便溏

妇人脏躁

配伍应用

病症	配方
脏躁、自悲、自哭、自笑	单用有效，常与浮小麦、甘草配伍，如甘麦大枣汤（《金匮要略》）

读书笔记

鸡头实 ————→

🐚　味甘，平。主湿痹腰脊膝痛，补中，除暴疾；益精气，强志，令耳目聪明。久服轻身不饥，耐老神仙。一名雁喙（huì）实。生池泽。

• 功效：
益肾固精，补脾止泻，除湿止带。

【白话解析】

　　味甘，性平。主治湿邪痹阻引起的腰脊膝盖疼痛，还能补益内脏、除百病，让精力旺盛、记忆力增强、耳聪目明。经常服食可使人身体健壮、耐饥饿、长寿。别名雁喙实。生长在池塘、湖沼或沟渠处。

• 用量用法：
9～15克，煎服。

主治示意图

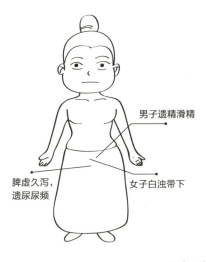

男子遗精滑精

脾虚久泻，遗尿尿频

女子白浊带下

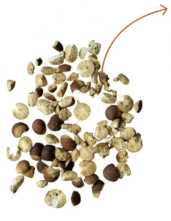

凡外感前后、疟痢疳痔、气郁痞胀、溺赤便秘、食不运化及新产后皆忌之。

配伍应用

病症	配方
肾虚不固之腰膝酸软、遗精滑精	可与莲子、莲须、牡蛎等配伍，如金锁固精丸（《医方集解》）
湿热带下黄稠	配伍清热利湿之黄柏、车前子等同用，如易黄汤（《傅青主女科》）

✎读书笔记

冬葵子

● 功效：
清热利尿，消肿。

味甘，寒。主五脏六腑寒热，羸瘦；(五癃)，利小便。久服坚骨，长肌肉，轻身延年。

主癃：五淋的古称，即石淋、气淋、膏淋、劳淋、热淋。

【白话解析】

味甘，性寒。能改善五脏六腑寒热之邪引起的身体虚损瘦弱，调理五种淋证，使小便通畅。经常服食可使骨骼强壮、增长肌肉、身体轻巧、益寿延年。

● 用量用法：
3～9克，煎服。

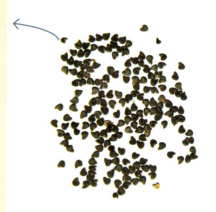

脾虚肠滑者忌服，孕妇慎服。

主治示意图

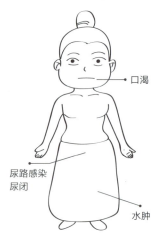

口渴

尿路感染
尿闭

水肿

配伍应用

病症	配方
热淋	与石韦、瞿麦、滑石等同用，如石韦散（《证治汇补》）
水肿胀满、小便不利	配猪苓、泽泻、茯苓等同用
肠燥便秘症	与郁李仁、杏仁、桃仁等同用

胡麻 ——————→

• 功效：
补肝肾，益精血，
润肠燥。

🌀 味甘，平。主伤中虚羸，补五内，益气力，长肌肉，填髓脑。久服轻身不老。一名巨胜。叶名青蘘。生川泽。

【白话解析】

味甘，性平。可改善身体虚弱引起的疲乏，具有补益五脏、增益气力、丰满肌肉、健脑益智的功效。经常服食可使身体轻巧、延缓衰老。别名巨胜，它的叶叫青蘘。生长在河边泽畔水草丛杂处。

主治示意图

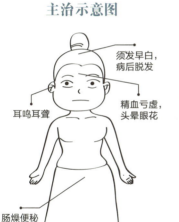

须发早白，病后脱发

耳鸣耳聋

精血亏虚，头晕眼花

肠燥便秘

• 用量用法：
9～15克。

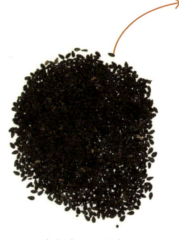

脾虚便溏者慎服。

✏️ 读书笔记

配伍应用

病症	配方
精亏血虚、肝肾不足引起的头晕眼花、须发早白、四肢无力等症	配伍桑叶为丸服，如扶桑至宝丹（《寿世保元》）
精亏血虚之肠燥便秘	可单用，或与肉苁蓉、苏子、火麻仁等同用

矾石

味酸，寒。主寒热泄利，白沃，阴蚀，恶疮，目痛；坚骨齿，炼饵服之，轻身不老增年，一名羽涅。生山谷。

【白话解析】

味酸，性寒。主治发冷发热，痢疾，女子白带、阴疮，男子滑精，恶疮，眼睛疼痛，还能坚骨强齿。做成膏方服用，可使身体轻盈、抗衰延寿。别名羽涅。生长在山谷中。

- **功效：**
  外用解毒杀虫，燥湿止痒；内服止血止泻，祛除风痰。

- 饵：指药物。

- **用量用法：**
  0.6～1.5克。外用：适量，研末敷或化水洗患处。

阴虚胃弱、无湿热者忌服。

主治示意图

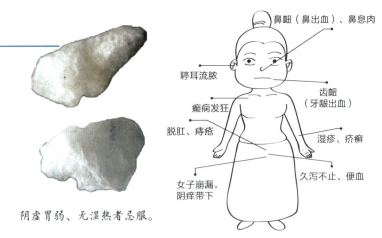

鼻衄（鼻出血）、鼻息肉
聤耳流脓
齿衄（牙龈出血）
癫痫发狂
脱肛、痔疮
湿疹、疥癣
女子崩漏，阴痒带下
久泻不止、便血

配伍应用

病症	配方
衄血不止	以枯矾研末吹鼻（《圣济总录》）
久泻久痢	配煨诃子肉为散，粥饮调下治之，如诃黎勒散（《圣惠方》）
手足汗多	白矾适量，煎水烫洗手足，每日1～2次
腋臭	白矾适量，焙干，研细末，将腋部洗净后搽敷，每日1～2次

/读书笔记

白英

• 功效：
清热解毒，利湿，祛风。

🌿 味甘，寒。主寒热，八疸，消渴；补中益气。久服轻身延年。一名谷菜。生山谷。

【白话解析】

　　味甘，性寒。可调理发冷发热、多种脓肿、消渴证，具有补中益气的功效。经常服食可使身体轻巧、延年益寿。别名谷菜。生长在山谷中。

主治示意图

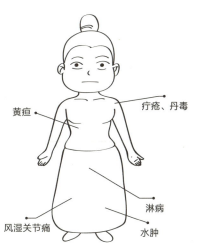

黄疸

疔疮、丹毒

淋病

风湿关节痛

水肿

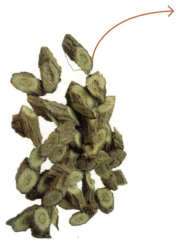

体虚无湿热者忌用。

• 用量用法：
15～24克，鲜者30～60克，煎汤或浸酒。外用：适量，煎水洗，捣敷，或捣汁涂。

配伍应用

病症	配方
各种癌	常与龙葵、白花蛇舌草、半枝莲等配伍使用
荨麻疹	可配伍苦参、白藓皮等

✏️ 读书笔记

蒲黄

- 功效：
  止血，化瘀，通淋。

味甘，平。主心、腹、膀胱寒热，利小便，止血；消瘀血。久服轻身，益气力，延年神仙。生池泽。

【白话解析】

味甘，性平。可调理心胸、腹部、膀胱等部位的发冷或发热，能通利小便、止血、消散瘀血。经常服食可使身体轻盈、气力增加、耐老长寿。生长在沟渠、沼泽等水草丛生处。

- 用量用法：
  5～10克，煎服，包煎。外用：适量，研末外掺或敷患处。止血多炒用，化瘀、利尿多生用。

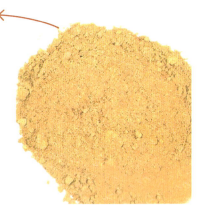

孕妇慎用。

主治示意图

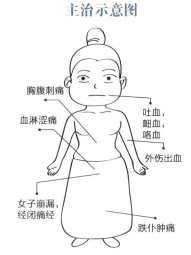

胸腹刺痛
吐血，衄血，咯血
血淋涩痛
外伤出血
女子崩漏，经闭痛经
跌仆肿痛

配伍应用

病症	配方
吐血、衄血、咯血、尿血、崩漏	可单用冲服，也可配伍其他止血药同用，如（《圣惠方》）
外伤出血	可单用外掺伤口
跌打损伤	单用蒲黄末，温酒服
血淋尿血	常配生地黄、冬葵子，如蒲黄散（《证治准绳》）

- 读书笔记

石下长卿

味辛，温。主鬼注精物，邪恶气，杀百精蛊毒，老魅注易，亡走啼哭，悲伤恍惚。久服强悍，轻身。一名徐长卿。生山谷。

● 功效：
祛风，化湿，止痛，止痒。

【白话解析】

味辛，性温。治疗精神分裂症、毒虫咬伤、传染病、疟疾先发热而后发冷。经常服食能强身健体。别名徐长卿。生长在山谷中。

● 用量用法：
3～12克，煎服，后下。

主治示意图

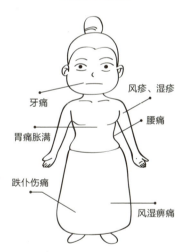

牙痛
风疹、湿疹
腰痛
胃痛胀满
跌仆伤痛
风湿痹痛

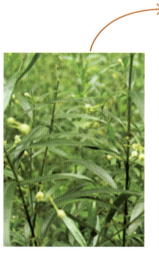

体弱者慎用。

✎ 读书笔记

配伍应用

病症	配方
风湿疼痛	常与威灵仙、石见穿等同用
皮肤瘙痒	可配伍白藓皮、地肤子等使用
跌打肿痛、接骨	鲜徐长卿适量，捣烂敷于患处

蔓荆实

🐌 味苦，微寒。主筋骨间寒热，湿痹拘挛，明目坚齿，利九窍，去白虫。久服轻身耐老。小荆实亦等。生山谷。

【白话解析】

味苦，性微寒。可调理筋骨发冷、发热，四肢活动困难；有明目固齿、通利九窍、驱除绦虫的功效。经常服食能使身体轻巧、延缓衰老。小荆实也有这样的功效。生长在山谷中。

- 功效：
疏散风热，清利头目。

白虫：又叫寸白虫，即绦虫。

- 用量用法：
5～10克，煎服。

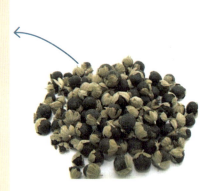

胃虚者慎服。

主治示意图

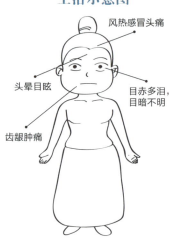

风热感冒头痛

头晕目眩

目赤多泪，目暗不明

齿龈肿痛

配伍应用

病症	配方
风热感冒而头昏头痛	常与薄荷、菊花等同用
风邪上攻之偏头痛	常配伍川芎、白芷、细辛等
风热上攻、目赤肿痛、目昏多泪	常与菊花、蝉蜕、白蒺藜等同用
中气不足、清阳不升、耳鸣耳聋	与黄芪、人参、升麻、葛根等同用，如益气聪明汤（《证治准绳》）

桑上寄生 →

🌀 味苦，平。主腰痛；小儿背强；痈肿；安胎；充肌肤，坚齿发，长须眉。其实明目，轻身，通神。一名寄屑，一名寓木，一名宛童。生川谷。

【白话解析】

味苦，性平。主治腰痛、小儿背脊僵硬、痈肿，能安胎，可濡养肌肤、促进头发生长、坚固牙齿、使胡须眉毛增多。它的果实能明目、强身健体、精神焕发。别名寄屑、寓木、宛童。生长在山川河谷中。

主治示意图

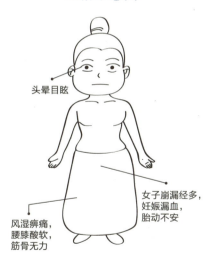

头晕目眩

女子崩漏经多，妊娠漏血，胎动不安

风湿痹痛，腰膝酸软，筋骨无力

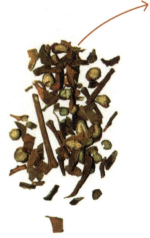

体内火热炽盛者不宜单用本品。

✏️ 读书笔记

配伍应用

病症	配方
腰膝酸软、筋骨无力	常与独活、杜仲、牛膝、桂心等同用，如独活寄生汤（《千金方》）
肝肾亏虚、月经过多、崩漏、妊娠下血、胎动不安	与阿胶、续断、当归、香附等配伍，如桑寄生散（《证治准绳》）；或配阿胶、续断、菟丝子，如寿胎丸（《医学衷中参西录》）

榆皮

🐚 味甘，平。主大小便不通，利水道，除邪气。久服轻身不饥，其实尤良。一名零榆。生山谷。

【白话解析】

味甘，性平。主治大小便不通畅，可利尿、预防疾病。经常服食可使身体轻盈、耐饥饿，它果实的疗效更好。别名零榆。生长在阔叶林中。

- 功效：
利水，通淋，消肿。

其实：即榆钱，榆树的果实。

- 用量用法：
4.5～9克，煎服。外用煎洗，研末调敷。

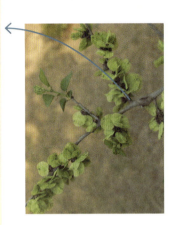

脾胃虚寒者慎用。

主治示意图

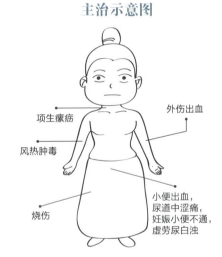

项生瘰疬

外伤出血

风热肿毒

烧伤

小便出血，
尿道中涩痛，
妊娠小便不通，
虚劳尿白浊

配伍应用

病症	配方
淋证	榆白皮适量，阴干，焙研末，每次以15克加水500毫升煎如胶，口服，每日2次
丹毒	榆白皮适量，烘干，研细末，鸡蛋清调搽患处
外伤性出血	将榆白皮放在75%酒精中浸泡七天，取出阴干，研细末外用

✏ 读书笔记

龙骨

🌀 味甘，平。主心腹鬼注，精物老魅；欬逆；泄痢脓血；女子漏下；癥瘕坚结；小儿热气惊痫。龙齿，主小儿、大人惊痫，癫疾狂走；心下结气，不能喘息；诸痉；杀精物。久服轻身，通神明，延年。生山谷。

【白话解析】

味甘，性平。能镇静安神，治疗咳嗽，痢疾带血，女子月经不调、下腹结块，儿童受惊吓引起的心烦、腹痛等。龙骨齿主治儿童、成人受惊吓引起的疯狂奔跑，以及胸闷喘息困难、牙关紧闭、颈背强直、四肢抽搐等，还能消除各种不明由来的疾病。经常服食可使身体轻巧、神清气爽、长寿。生长在山谷中。

主治示意图

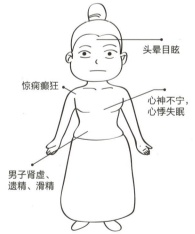

- 头晕目眩
- 惊痫癫狂
- 心神不宁，心悸失眠
- 男子肾虚、遗精、滑精

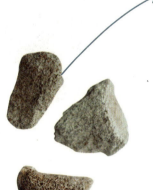

湿热、实邪者忌服。

配伍应用

病症	配方
肾虚遗精、滑精	每与芡实、沙苑子、牡蛎等配伍，如金锁固精丸（《医方集解》）

- 功效：
镇静安神，平肝潜阳，收敛固涩。

龙齿：古代哺乳动物牙齿的化石。

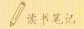

- 用量用法：
15～30克，煎服，入汤剂宜先煎。外用：适量。收敛固涩宜煅用。

🖊 读书笔记

白胶

味甘，平。主伤中劳绝腰痛羸瘦，补中益气；妇人血闭；无子；止痛安胎。久服轻身延年。一名鹿角胶。

【白话解析】

味甘，性平。主治因操劳过度引起的腰痛及身体虚弱羸瘦，能补益中气、调理女子经闭不孕，还可止痛、安胎。经常服食能使身体轻巧、长寿。别名鹿角胶。

主治示意图

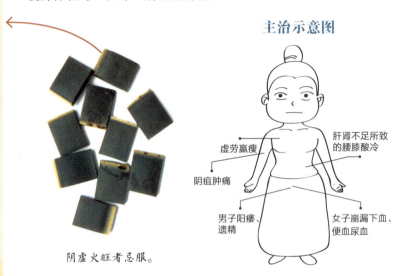

阴虚火旺者忌服。

虚劳羸瘦

阴疽肿痛

肝肾不足所致的腰膝酸冷

男子阳痿遗精

女子崩漏下血、便血尿血

配伍应用

病症	配方
阳痿早泄、宫冷不孕、小便频数等症	常与人参、黄芪、当归同用，如参茸固本丸（《中国医学大辞典》）
疗疮疡久溃不敛、阴疽疮肿内陷不起	常与当归、肉桂等配伍，如阳和汤（《外科全生集》）
骨折后期、愈合不良	可与骨碎补、川断、自然铜等同用
白带过多	配狗脊、白蔹，如白蔹丸（《济生方》）

牡蛎

味咸，平。主伤寒寒热；温疟洒洒；惊恚怒气；除拘缓，鼠瘘，女子带下赤白。久服强骨节，杀邪气，延年。一名蛎蛤。生池泽。

【白话解析】

味咸，性平。主治寒冷引起的疾病，以及温疟之后的体弱怕风、容易惊悸发怒，改善四肢疼痛无力，治疗瘰疬、女子带下赤白。经常服食能使人筋骨强壮、镇静安神、延年益寿。别名蛎蛤。生长在大海、湖泊中。

主治示意图

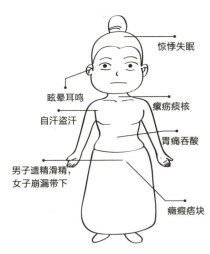

惊悸失眠
眩晕耳鸣
瘰疬痰核
自汗盗汗
胃痛吞酸
男子遗精滑精，女子崩漏带下
癥瘕痞块

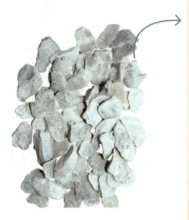

不宜多服久服。急慢性皮肤病者忌食；脾胃虚寒、慢性腹泻便溏者不宜多食。

配伍应用

病症	配方
惊悸怔忡、失眠多梦等症	常与龙骨相须为用，如桂枝甘草龙骨牡蛎汤（《伤寒论》）
阴虚阳亢、头目眩晕、耳鸣	常与龙骨、龟甲、白芍等同用，如镇肝息风汤（《医学衷中参西录》）

• 功效：
重镇安神，潜阳补阴，软坚散结。煅牡蛎收敛固涩，制酸止痛。

瘰疬：淋巴结核。

• 用量用法：
9～30克，先煎。

读书笔记

藕实茎

🌀 味甘，平。主补中、养神、益气力，除百疾。久服轻身，耐老，不饥，延年。一名水芝丹。生池泽。

【白话解析】

味甘，性平。主要功效是补养内脏、养精提神、增强体质，消除多种疾病。经常服食可使身体轻盈、延缓衰老、耐饥饿、长寿。别名水芝丹。生长在沼泽或池塘中。

• 功效：
补脾止泻，止带，益肾涩精，养心安神。

• 用量用法：
6～15克，煎服。

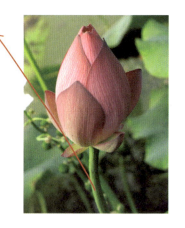

中满痞胀、大便秘结者禁服。

主治示意图

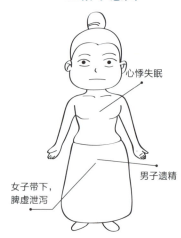

心悸失眠

男子遗精

女子带下，脾虚泄泻

配伍应用

病症	配方
脾虚久泻、食欲减退	常与党参、茯苓、白术等同用，如参苓白术散（《和剂局方》）
脾虚带下	常与茯苓、白术等同用
肾虚精关不固之遗精、滑精	常与芡实、龙骨等同用，如金锁固精丸（《医方集解》）
心肾不交之虚烦、心悸、失眠	常与酸枣仁、茯神、远志等同用

✏ 读书笔记

白瓜子

> 味甘，平。主令人悦泽，好颜色；益气不饥。久服轻身耐老。一名水芝。生平泽。

【白话解析】

　　味甘，性平。主要功效是润泽肌肤，使人面色娇好，具有补益元气、增强体质的作用。经常服食可使人身体轻盈、不易衰老。别名水芝。生长在平原湿地。

主治示意图

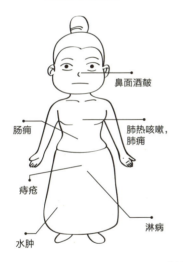

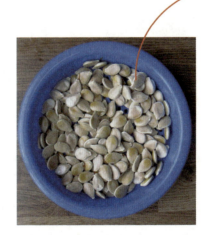

久服会伤胃。

配伍应用

病症	配方
男子白浊、女子白带	将陈白瓜子炒后研末，每次空腹用米汤送服15克

• 功效：
清肺化痰，利湿
排脓。

• 用量用法：
10～15克，煎服，
或研末服。外用：
适量，煎水洗或
研膏涂敷。

✎ 读书笔记

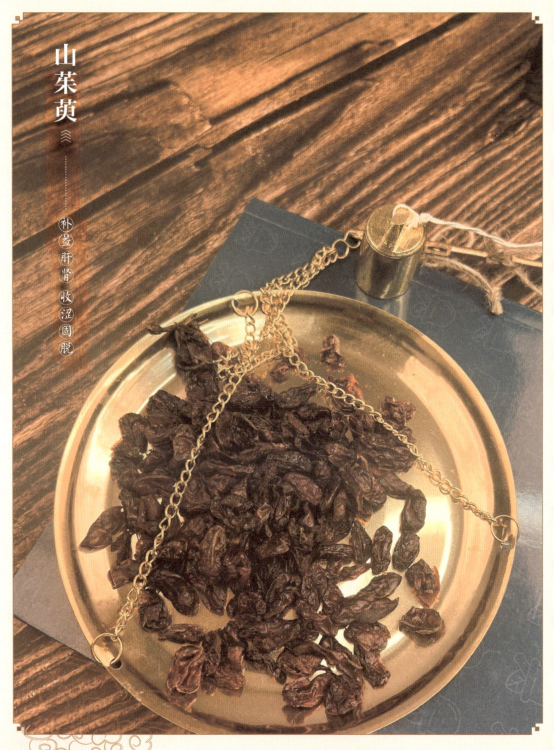

山茱萸

《《

补益肝肾 收涩固脱

第二章

本经中品

《神农本草经》的中品药一般无毒或有小毒，可作臣药，其中有的能祛邪抗病，如黄芩、黄连、白芷等；有的能补虚扶弱，如当归、龙眼、鹿茸等。但其中有些药不宜久服。

慈石

🌀 味辛，寒。主周痹风湿，肢节中痛，不可持物，洗洗酸消；除大热烦满及耳聋。一名玄石。生山谷。

【白话解析】

味辛，性寒。主治风湿痹阻全身造成的四肢关节酸痛，不能拿东西；能除高热、胸中烦闷胀满，以及改善耳聋症状。别名玄石。生长在山谷中。

- 功效：
镇惊安神，平肝潜阳，聪耳明目，纳气平喘。

洗洗酸消：肌肤寒冷酸楚。

- 用量用法：
9～30克，先煎。

✏️读书笔记

主治示意图

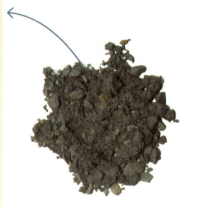

恶牡丹、莽草，畏黄石脂，杀铁毒。

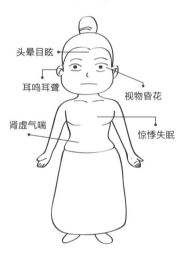

头晕目眩

耳鸣耳聋

视物昏花

肾虚气喘

惊悸失眠

配伍应用

病症	配方
心神不宁、惊悸、失眠	常与朱砂、神曲同用，如磁朱丸（《千金方》）
肝阳上亢之头晕目眩、急躁易怒等症	常与石决明、珍珠、牡蛎等同用
肾虚耳鸣、耳聋	多配伍熟地黄、山茱萸、山药等，如耳聋左慈丸（《全国中药成药处方集》）
肝肾不足、目暗不明、视物昏花	多配伍枸杞子、女贞子、菊花等补肝肾、明目之品

凝水石 ——————➤

🌀 味辛，寒。主身热，腹中积聚邪气，皮中如火烧，烦满，水饮之。久服不饥。一名白水石。生山谷。

【白话解析】

味辛，性寒。主治身体发热、腹内肿块、皮肤发热、胸中烦闷胀满。用水冲饮服用。经常服食能耐饥饿。别名白水石。生长在山谷中。

主治示意图

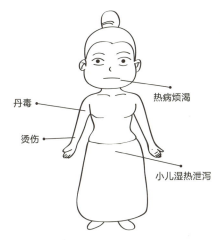

丹毒
烫伤
热病烦渴
小儿湿热泄泻

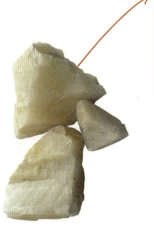

脾胃虚寒者慎服。

配伍应用

病症	配方
温热病邪在气分、壮热烦渴	常配石膏、滑石用，如三石汤（《温病条辨》）
热毒疮肿	可用本品火煅，配青黛等分为末，香油调搽（《普济方》）
小儿丹毒	可用本品研末，水调和猪胆汁涂之（《本草汇言》）
水火烫伤	可配赤石脂等分为末，菜油调敷，破烂有水者，取药末撒患处，如水石散（《古方汇精》）
口疮	可配黄柏等分为末，撒敷患处，如蛾黄散（《济生方》）

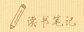
读书笔记

石膏

🐚 味辛，微寒。主中风寒热，心下逆气，惊，喘，口干舌焦不能息，腹中坚痛；除邪鬼；产乳；金疮。生山谷。

- 功效：
清热泻火，除烦止渴。

中风：感受风邪。

【白话解析】

味辛，性微寒。主治因伤风引起的发冷、发热，胃脘有气向上返而欲呕，心惊、气喘，口干舌燥而呼吸困难，腹中疼痛。还能催乳、治疗金属器械造成的创伤。生长在山谷中。

- 用量用法：
15～60克，先煎。

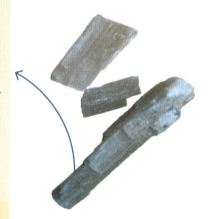

脾胃虚寒及血虚、阴虚发热者忌服。

主治示意图

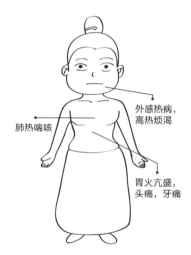

外感热病，高热烦渴

肺热喘咳

胃火亢盛，头痛，牙痛

✏️读书笔记

配伍应用

病症	配方
暑热初起、伤气耗阴或热病后期、余热未尽、气津两亏，症见身热、心烦、口渴	如竹叶石膏汤（《伤寒论》）
肺热喘咳、发热口渴	配止咳平喘之麻黄、杏仁等，如麻杏石甘汤（《伤寒论》）
火上攻之牙龈肿痛	常配黄连、升麻等，如清胃散（《外科正宗》）

阳起石

• 功效:
温肾壮阳。

味咸，微温。主崩中漏下，破子脏中血；癥瘕结气，寒热腹痛，无子，阳痿不起，补不足。一名白石。生山谷。

崩：指大量出血。

漏：出血量少，淋沥不止。

【白话解析】

味酸，性微温。主治女性非经期阴道出血，消除子宫内的瘀血，消散子宫内的气血郁结，调理寒热腹痛、不孕、阳痿，可补充身体不足。别名白石。生长在山谷中。

主治示意图

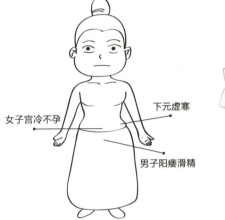

女子宫冷不孕

下元虚寒

男子阳痿滑精

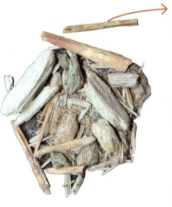

• 用量用法:
3～4.5 克，入丸、散。外用：适量。

阴虚火旺者忌服。

✎ 读书笔记

配伍应用

病症	配方
男子阳痿遗精、女子宫冷不孕、崩中漏下，以及腰膝冷痛等症	单用本品煅后研末，空心盐汤送服（《普济方》）
精清精冷无子	与鹿茸、菟丝子、肉苁蓉等配伍，如阳起石丸（《妇科玉尺》）
子宫虚寒不孕	与吴茱萸、干姜、熟地黄等配伍，如阳起石丸（《和剂局方》）

防风

🌀 味甘，温。主大风头眩痛，恶风；风邪目盲无所见；风行周身骨节疼痹，烦满。久服轻身。一名铜芸。生川泽。

【白话解析】

味甘，性温。主治外感风寒、头痛身痛、怕风、视物不清、风邪走窜至全身引起的关节疼痛、胸中烦闷。经常服食可使身体轻巧灵便。别名铜芸。生长在河边沼泽等水草丛杂处。

- 功效：
祛风解表，胜湿止痛，止痉。

- 用量用法：
5～10克，煎服。

📝 读书笔记

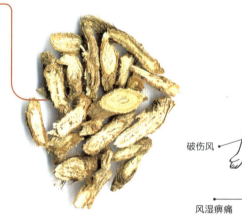

阴虚火旺、血虚发痉者慎用。

主治示意图

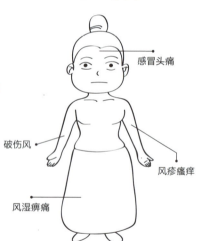

感冒头痛

破伤风

风疹瘙痒

风湿痹痛

配伍应用

病症	配方
风寒表证、头痛身痛、恶风寒	常与荆芥、羌活、独活等同用，如荆防败毒散（《摄生众妙方》）
风寒皮肤瘙痒	常与麻黄、白芷、苍耳子等配伍
风热皮肤瘙痒	常配伍薄荷、蝉蜕、僵蚕等；若湿热，可与土茯苓、白鲜皮、赤小豆等同用
风寒湿痹、肢节疼痛、筋脉挛急	可配伍羌活、独活、桂枝、姜黄等，如蠲痹汤（《医学心悟》）

秦艽 ——————→

🌀 味苦，平。主寒热邪气，寒湿风痹，肢节痛；下水，利小便。生山谷。

【白话解析】

味苦，性平。主治寒热邪气引起的疾病、风湿病及四肢关节疼痛，还具有下水气、利小便的作用。生长在山中深谷地带。

主治示意图

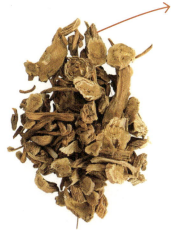

小儿疳积发热

筋脉拘挛，
骨节酸痛

骨蒸潮热

湿热黄疸

中风半身不遂

风湿痹痛

久痛虚羸，溲多、便滑者忌服。

配伍应用

病症	配方
风寒湿痹	配天麻、羌活、当归、川芎等，如秦艽天麻汤（《医学心悟》）
中风口眼㖞斜、言语不利、恶风恶寒	与升麻、葛根、防风、芍药等配伍，如秦艽升麻汤（《卫生宝鉴》）
蒸日晡（下午3～5时）潮热	常与青蒿、地骨皮、知母等同用，如秦艽鳖甲散（《卫生宝鉴》）
小儿疳积发热	多与薄荷、炙甘草配伍，如秦艽散（《小儿药证直诀》）
湿热黄疸	可与茵陈、栀子、大黄等配伍，如山茵陈丸（《圣济总录》）

✏️读书笔记

黄芪

● 功效：
补气升阳，固表
止汗，利水消肿，
生津养血，行滞
通痹，托毒排脓，
敛疮生肌。

🐚 味甘，微温。主痈疽久败疮，排脓止痛；大风
癞疾；五痔鼠瘘；补虚小儿百病。一名戴糁（shēn）。
生山谷。

【白话解析】

味甘，性微温。主治化脓性长期未愈的脓疮，可排脓止痛，
并能治疗严重的风邪引起的皮肤病、痔疮和颈腋部淋巴结结核等
症，具有补虚损和治疗多种小儿疾病的功效。别名戴糁。生长在
山谷中。

● 用量用法：
9～30克，煎服。
蜜炙可增强其补
中益气的功效。

主治示意图

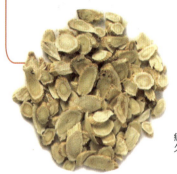

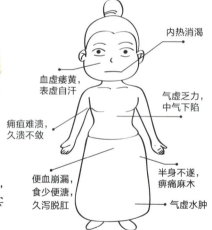

内热消渴

血虚萎黄，
表虚自汗

气虚乏力，
中气下陷

痈疽难溃，
久溃不敛

便血崩漏，
食少便溏，
久泻脱肛

半身不遂，
痹痛麻木

气虚水肿

表实邪盛，气滞湿阻，食积停滞，
痈疽初起或溃后热毒尚盛等实
证，以及阴虚阳亢者，均禁服。

✏️ 读书笔记

配伍应用

病症	配方
脾虚中气下陷之久泻脱肛、内脏下垂	常与人参、升麻、柴胡等同用，如补中益气汤（《脾胃论》）
气虚水肿	常与白术、茯苓等配伍
血虚证	常与当归同用，如当归补血汤（《兰室秘藏》）
脾虚不能统血所致失血证	常与人参、白术等同用，如归脾汤（《济生方》）

巴戟天 ———→

味辛，微温。主大风邪气；阴痿不起；强筋骨。安五脏，补中；增志，益气。生山谷。

【白话解析】

味辛，性微温。主治严重的风邪、阳痿，能强筋健骨，有益五脏健康，还可补中益气、增强记忆力。生长在山谷中。

主治示意图

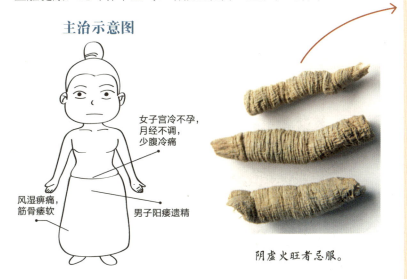

女子宫冷不孕，月经不调，少腹冷痛

风湿痹痛，筋骨痿软

男子阳痿遗精

阴虚火旺者忌服。

配伍应用

病症	配方
肾阳虚弱、命门火衰所致阳痿不育	可配淫羊藿、仙茅、枸杞子，如赞育丸（《景岳全书》）
下元虚寒之宫冷不孕、月经不调、少腹冷痛	配肉桂、吴茱萸、高良姜，如巴戟丸（《和剂局方》）
小便不禁	常与桑螵蛸、益智仁、菟丝子等同用（见《奇效良方》）
肾虚骨痿、腰膝酸软	常与肉苁蓉、杜仲、菟丝子等配伍，如金刚丸（《张氏医通》）
风冷腰胯疼痛、行步不利	配羌活、杜仲、五加皮等，如巴戟丸（《圣惠方》）

读书笔记

吴茱萸

🌀 味辛，温。主温中，下气止痛；欬逆寒热；除湿；血痹；逐风邪、开**腠理**。根，杀三虫。一名薮。生川谷。

【白话解析】

味辛，性温。主要功效是能温暖脾胃、使气下行、止痛，治寒热咳嗽，消除湿气引起的肢体疼痛，驱逐风邪，使腠理开。它的根能杀灭蛔虫、赤虫、蛲虫三虫。别名薮。生长在山川河谷地带。

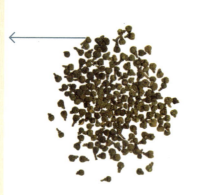

本品辛热燥烈，易耗气动火，故不宜多服、久服。

主治示意图

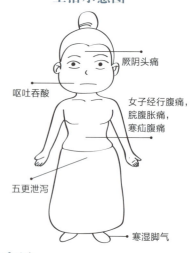

厥阴头痛

呕吐吞酸

女子经行腹痛，脘腹胀痛，寒疝腹痛

五更泄泻

寒湿脚气

配伍应用

病症	配方
厥阴头痛、干呕吐涎沫、苔白脉迟	常与生姜、人参等同用，如吴茱萸汤（《伤寒论》）
寒疝腹痛	常与小茴香、川楝子、木香等配伍，如导气汤（《医方简义》）
冲任虚寒、瘀血阻滞之痛经	与桂枝、当归、川芎等同用，如温经汤（《金匮要略》）
寒湿脚气肿痛	与木瓜、苏叶、槟榔等配伍，如鸡鸣散（《类编朱氏集验医方》）

黄连

🐚味苦，寒。主热气目痛，眦（zì）伤泣出，明目；肠澼，腹痛下利；妇人阴中肿痛。久服令人不忘。一名王连。生川谷。

【白话解析】

味苦，性寒。主治热邪目痛、眼角受伤流泪，具有明目的功效，还可用于治疗腹泻、腹痛、痢疾、女性阴道内肿胀疼痛。经常服食能增强记忆力。别名王连。生长在山川河谷地带。

• 功效：
清热燥湿，泻火解毒。酒黄连善清上焦火热；姜黄连清胃和胃止呕；黄黄连舒肝和胃止呕。

主治示意图

目赤，口疮

高热神昏

外治湿疹、湿疮、耳道流脓

牙痛

消渴、血热吐衄、湿热中阻、痞满呕吐

心火亢盛、心烦不寐、心悸不宁

黄疸

痈肿疔疮

肝胃不和、呕吐吞酸

泻痢

寒热互结（即有寒证的表现，又有热证的表现）

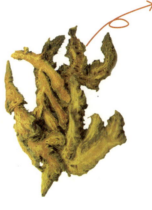

• 用量用法：
2～5克，煎服。
外用：适量。

胃虚呕恶、脾虚泄泻、五更肾泻者均应慎服。

✏读书笔记

配伍应用

病症	配方
湿热阻滞中焦、气机不畅所致脘腹痞满、恶心呕吐	常配苏叶用，如苏叶黄连汤（方出《温热经纬》，名见《中医妇科学》）；或配黄芩、干姜、半夏，如半夏泻心汤（《伤寒论》）
胃热呕吐	配石膏用，如石连散（《仙拈集》）
肝火犯胃所致胁肋胀痛、呕吐吞酸	配吴茱萸，如左金丸（《丹溪心法》）
脾胃虚寒、呕吐酸水	配人参、白术、干姜等，如连理汤（《症因脉治》）

（续表）

病症	配方
湿热泻痢兼表证发热	配葛根、黄芩等，如葛根黄芩黄连汤（《伤寒论》）
湿热下痢脓血日久	配乌梅，如黄连丸（《外台秘要》）
心火亢盛所致神昏、烦躁	配黄芩、黄柏、栀子，如黄连解毒汤（《外台秘要》）
高热神昏	配石膏、知母、玄参、牡丹皮等，如清瘟败毒饮（《疫疹一得》）
热盛伤阴、心烦不寐	配黄芩、白芍、阿胶等，如黄连阿胶汤（《伤寒论》）
心火亢旺、心肾不交之怔忡不寐	配肉桂，如交泰丸（《韩氏医通》）
邪火内炽、迫血妄行之吐衄	配大黄、黄芩，如泻心汤（《金匮要略》）
痈肿疔毒	多与黄芩、黄柏、栀子同用，如黄连解毒汤（《外台秘要》）
目赤肿痛、赤脉胬肉	配淡竹叶，如黄连汤（《普济方》）
胃火上攻、牙痛难忍	配生地黄、升麻、牡丹皮等，如清胃散（《兰室秘藏》）
胃火炽盛、消谷善饥之消渴证	常配麦冬，如消渴丸（《普济方》）；或配黄柏，以增强泻火之力，如黄柏丸（《圣济总录》）
肾阴不足、心胃火旺之消渴	配生地黄，如黄连丸（《外台秘要》）

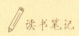

读书笔记

五味子

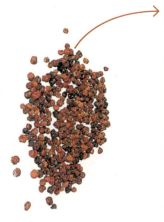

🐚 味酸，温。主益气；欬逆上气；劳伤羸瘦，补不足；强阴，益男子精。一名会及。生山谷。

【白话解析】

味酸，性温。能益气，治疗咳嗽气逆喘息，改善身体消瘦症状，增强体质，调理遗精。别名会及。生长在山谷中。

主治示意图

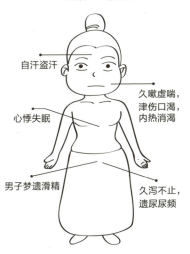

- 自汗盗汗
- 久嗽虚喘，津伤口渴，内热消渴
- 心悸失眠
- 男子梦遗滑精
- 久泻不止，遗尿尿频

凡表邪未解、内有实热、咳嗽初起、麻疹初期均不宜用。

配伍应用

病症	配方
肺肾两虚喘咳	常配山茱萸、熟地黄、山药等，如都气丸（《医宗己任编》）
自汗盗汗	可与麻黄根、牡蛎等同用
滑精	可与桑螵蛸、附子、龙骨等同用，如桑螵蛸丸（《世医得效方》）
梦遗	常与麦冬、山茱萸、熟地黄、山药等同用，如麦味地黄丸（《医宗金鉴》）
脾肾虚寒久泻不止	可与吴茱萸同炒香研末，米汤送服，如五味子散（《普济本事方》）

- 功效：
收敛固涩，益气生津，补肾宁心。

- 用量用法：
2～6克，煎服；1～3克，研末服。

✏️ 读书笔记

决明子

味咸，平。主青盲；目淫肤赤白膜，眼赤痛、泪出。久服益精光；轻身。生川泽。

- 功效：
清热明目，润肠通便。

淫：浸润、溢满。

精光：指眼中的光亮。精，通"睛"。

【白话解析】

味咸，性平。主治眼睛外观正常，但看不见东西，眼球上生有红色、白色翳膜，眼睛发红疼痛、流泪不止。经常服食能使眼睛明亮、身体轻巧。生长在河边沼泽等水草丛生处。

- 用量用法：
9～15克，煎服。用于润肠通便，不宜久煎。

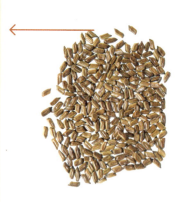

气虚便溏者不宜服用。

主治示意图

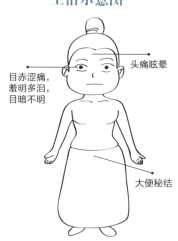

头痛眩晕

目赤涩痛，
羞明多泪，
目暗不明

大便秘结

✏ 读书笔记

配伍应用

病症	配方
肝热目赤肿痛、羞明多泪	常配黄芩、赤芍、木贼用，如决明子散（《银海精微》）
风热上攻头痛目赤	配菊花、青葙子、茺蔚子等，如决明子丸（《证治准绳》）
肝肾阴亏、视物昏花、目暗不明	配山茱萸、生地黄等，如决明散（《银海精微》）
肝阳上亢之头痛、眩晕	常配菊花、钩藤、夏枯草等
内热肠燥、大便秘结	可与火麻仁、瓜蒌仁等同用

桔梗

• 功效：
宣肺，利咽，祛痰，排脓。

🐌 味辛，微温。主胸胁痛如刀刺；腹满肠鸣幽幽；惊恐，悸气。生山谷。

【白话解析】

味辛，性微温。主治胸胁疼痛如刀割一般、腹部胀满、肠鸣不断、惊恐、心慌。生长在山谷中。

主治示意图

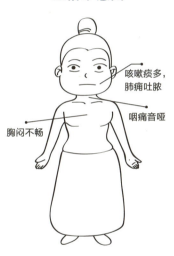

咳嗽痰多，肺痈吐脓
咽痛音哑
胸闷不畅

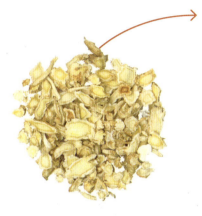

• 用量用法：
3～10克，煎服。或入丸、散。

凡气机上逆、呕吐、呛咳、眩晕、阴虚火旺咯血者不宜用；胃及十二指肠溃疡者慎服。用量过大易致恶心、呕吐。

✏️读书笔记

配伍应用

病症	配方
风寒外感	配紫苏、杏仁，如杏苏散（《温病条辨》）
风热外感	配桑叶、菊花、杏仁，如桑菊饮（《温病条辨》）
痰滞胸痞	常配枳壳
外邪犯肺、咽痛失音	常配甘草、牛蒡子等，如桔梗汤（《金匮要略》）及加味甘桔汤（《医学心悟》）
咽喉肿痛、热毒盛	可配射干、板蓝根等
肺痈咳嗽胸痛、咳痰腥臭	可配甘草用之，如桔梗汤（《金匮要略》）

川芎

• 功效：
活血行气，祛风止痛。

🌀 味辛，温。主中风入脑头痛；寒痹筋挛缓急；金疮；妇人血闭无子。生川谷。

【白话解析】

味辛，性温。主治风寒进入脑部引起的头痛，受寒使四肢麻木、关节僵硬，金属器刃损伤肢体，女性闭经、不孕不育。生长在山川河谷地带。

• 用量用法：
3～10克，煎服。

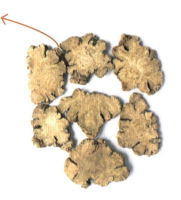

阴虚火旺者慎用。

主治示意图

头痛

胸痹心痛，胸胁刺痛

癥瘕腹痛

女子月经不调，经闭痛经

风湿痹痛

跌仆肿痛

配伍应用

病症	配方
肝郁气滞之胁痛	常配柴胡、白芍、香附，如柴胡疏肝散（《景岳全书》）
血瘀经闭、痛经	常与赤芍、桃仁等同用，如血府逐瘀汤（《医林改错》）
月经不调、月经先期或后期	可配益母草、当归等，如益母胜金丹（《医学心悟》）
风寒头痛	配羌活、细辛、白芷，如川芎茶调散（《和剂局方》）
风热头痛	配菊花、石膏、僵蚕，如川芎散（《卫生保健》）

✏️ 读书笔记

葛根

味甘，平。主消渴；身大热，呕吐；诸痹；起阴气；解诸毒。葛谷，主下痢十岁已上。一名鸡齐根。生川谷。

【白话解析】

味甘，性平，主治消渴证、严重发热、呕吐，以及各种痹证，能使气、津液旺盛，解诸毒。它的种子能治疗久痢不止。别名鸡齐根。生长在山川河谷地带。

主治示意图

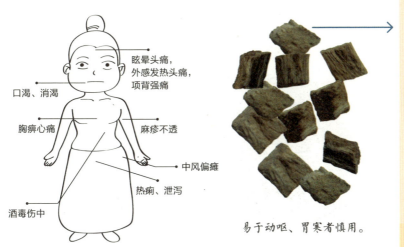

眩晕头痛，
外感发热头痛，
项背强痛

口渴、消渴

胸痹心痛

麻疹不透

中风偏瘫

热痢、泄泻

酒毒伤中

易于动呕、胃寒者慎用。

配伍应用

病症	配方
麻疹初起、表邪外束、疹出不畅	常与升麻、芍药、甘草等同用，如升麻葛根汤（《阎氏小儿方论》）
麻疹初起，已现麻疹，但疹出不畅，见发热咳嗽或乍冷乍热	可配伍牛蒡子、荆芥、蝉蜕、前胡等，如葛根解肌汤（《麻科活人全书》）
消渴证属阴津不足	可与天花粉、鲜地黄、麦冬等配伍，如天花散（《仁斋直指方》）
内热消渴、口渴多饮、体瘦乏力、气阴不足	多配伍乌梅、天花粉、麦冬、党参、黄芪等，如玉泉丸（《沈氏尊生书》）

• 功效：
解肌退热，生津止渴，透疹，升阳止泻，通经活络，解酒毒。

十岁已上：似指十年以上的葛根所生的种子。

• 用量用法：
10～15克，煎服。解肌退热、透疹、生津宜生用，升阳止泻宜煨用。

读书笔记

知母

🐚 味苦，寒。主消渴热中，除邪气；肢体浮肿，下水；补不足、益气。一名蚔（chí）母，一名连母，一名野蓼，一名地参，一名水参，一名水浚，一名货母，一名蝭母。生川谷。

【白话解析】

味苦，性寒。主治消渴证，能驱除热邪之气，治疗四肢水肿，通利小便，补益身体虚损不足、增强体质。别名蚔母、连母、野蓼、地参、水参、水浚、货母、蝭母。生长在山川河谷地带。

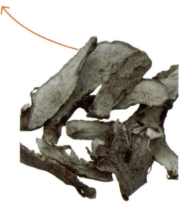

本品性寒质润，有滑肠之弊，故脾虚便溏者不宜用。

主治示意图

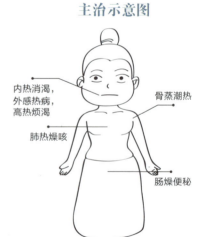

内热消渴、外感热病，高热烦渴

骨蒸潮热

肺热燥咳

肠燥便秘

配伍应用

病症	配方
外感热病、高热烦渴	常与石膏相须为用，如白虎汤（《伤寒论》）
肺热燥咳	常配贝母，如二母散（《证治准绳》）
肺燥久嗽气急	配杏仁、莱菔子，如宁嗽煎（《奇方类编》）
阴虚火旺所致骨蒸潮热、盗汗、心烦	常配黄柏、生地黄等，如知柏地黄丸（《医宗金鉴》）

贝母

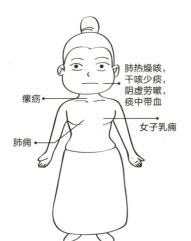

味辛，平。主伤寒烦热，淋沥邪气，疝瘕，喉痹，乳难，金疮风痉。一名空草。

【白话解析】

味辛，性平。主治外感伤寒、内热烦闷、小便淋沥不止，治疗咽喉肿痛、难产、金属器刃损伤肢体引起的破伤风。别名空草。

主治示意图

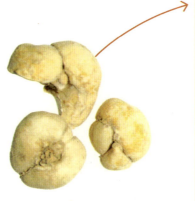

瘰疬

肺痈

肺热燥咳，
干咳少痰，
阴虚劳嗽，
痰中带血

女子乳痈

不宜与川乌、制川乌、草乌、制草乌、附子同用。

配伍应用

病症	配方
肺阴虚劳嗽、久咳有痰	常配沙参、麦冬等以养阴润肺化痰止咳
肺热、肺燥咳嗽	常配知母以清肺润燥、化痰止咳，如二母散（《急救仙方》）
痰火郁结之瘰疬	常配玄参、牡蛎等，如消瘰丸（《医学心悟》）
热毒壅结之乳痈、肺痈	常配蒲公英、鱼腥草等

• 功效：
清热润肺，化痰止咳，散结消痈。

• 用量用法：
3 ～ 10 克，煎服；研粉冲服，每次 1 ～ 2 克。

✎读书笔记

瓜蒌

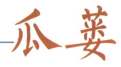

🍂 味苦，寒。主消渴，身热；烦满大热，补虚安中；续绝伤。一名地楼。生川谷及山阴地。

【白话解析】

味苦，性寒。主治消渴证、身热烦躁，具有补养虚损、调养五脏的作用，并能接续筋骨折断伤。别名地楼。生长在河谷地带或山阴之地。

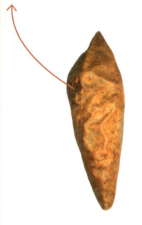

不宜与川乌、制川乌、草乌、制草乌、附子同用。

主治示意图

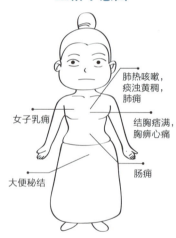

肺热咳嗽，痰浊黄稠，肺痈

女子乳痈

结胸痞满，胸痹心痛

大便秘结

肠痈

配伍应用

病症	配方
痰热阻肺、咳嗽痰黄、质稠难咳、胸膈痞满	可配黄芩、胆南星、枳实等，如清气化痰丸（《医方考》）
痰气互结、胸阳不通之胸痹疼痛、不得卧	常配薤白、半夏，如瓜蒌薤白白酒汤、瓜蒌薤白半夏汤（《金匮要略》）
痰热结胸、胸膈痞满、按之则痛	可配黄连、半夏，如小陷胸汤（《伤寒论》）
肺痈咳吐脓血	可配鱼腥草、芦根等
乳痈初起、红肿热痛	可配当归、乳香、没药，如神效瓜蒌散（《校注妇人大全良方》）

丹参

🐚 味苦，微寒。主心腹邪气，肠鸣幽幽如走水，寒热积聚；破癥除瘕；止烦满；益气。一名郤蝉草。生山谷。

• 功效：
活血祛瘀，通经止痛，清心除烦，凉血消痈。

【白话解析】

味苦，性微寒。主治心腹疾病、肠鸣幽幽如流水声、寒热之气积聚不散，消除女性下腹结块，止心胸烦闷，增强体力。别名郤蝉草。生长在山谷中。

主治示意图

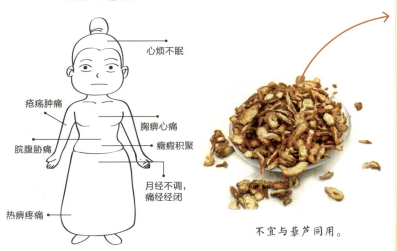

- 心烦不眠
- 疮疡肿痛
- 胸痹心痛
- 脘腹胁痛
- 癥瘕积聚
- 月经不调，痛经经闭
- 热痹疼痛

不宜与藜芦同用。

• 用量用法：
10 ~ 15 克，煎服。活血化瘀宜炙用。

✏️读书笔记

配伍应用

病症	配方
血脉瘀阻之胸痹心痛、脘腹疼痛	可配伍砂仁、檀香，如丹参饮（《医学金针》）
癥瘕积聚	可配伍三棱、莪术、鳖甲等
风湿痹证	可配伍防风、秦艽等
热毒瘀阻引起的疮痈肿毒	常配伍清热解毒药
血不养心之失眠、心悸	常与生地黄、酸枣仁、柏子仁等同用，如天王补心丹（《摄生秘剖》）

竹叶

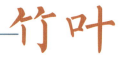

• 功效：
清热泻火，除烦
止渴，利尿通淋。

味苦，平。主欬逆上气；溢筋急；恶疡；杀小虫。根，作汤，益气止渴，补虚下气。汁，主风痓，痹。实，通神明，益气。

【白话解析】

味苦，性平。主治咳嗽气喘、关节僵硬、脓疮恶疡，能杀灭人体寄生虫。竹根泡水喝，能增益气血、消止口渴、补虚损。竹叶汁可治疗牙关紧闭、猝然晕倒。果实能使人神清气爽、体质增强。

• 用量用法：
6 ~ 10 克，煎服。

主治示意图

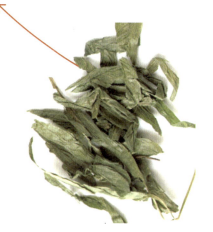

孕妇忌用。

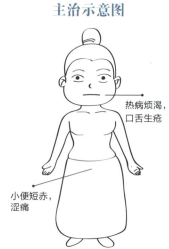

热病烦渴，口舌生疮

小便短赤，涩痛

🖊 读书笔记

配伍应用

病症	配方
热病伤津、烦热口渴	常配石膏、知母、玄参等，如清瘟败毒饮（《疫疹一得》）
外感风热、烦热口渴	配金银花、连翘、薄荷等，如银翘散（《温病条辨》）
口舌生疮、小便短赤涩痛	常配木通、生地黄等，如导赤散（《小儿药证直诀》）
温病热陷心包、神昏谵语之证	常配玄参、莲子心、连翘心等，如清营汤（《温病条辨》）

玄参

味苦，微寒，无毒。主腹中寒热积聚，女子产乳余疾。补肾气，令人目明。一名重台。生川谷。

【白话解析】

味苦，性微寒，无毒。主治寒热引起的腹内结块、女子生育后引发的一些疾病。能补益肾气，使人眼睛明亮。别名重台。生长在山川河谷地带。

• 功效：
清热凉血，滋阴降火，解毒散结。

• 用量用法：
9～15克，煎服。

主治示意图

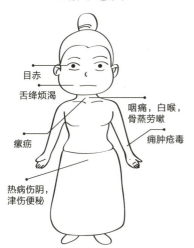

目赤
舌绛烦渴
咽痛，白喉，骨蒸劳嗽
瘰疬
痈肿疮毒
热病伤阴，津伤便秘

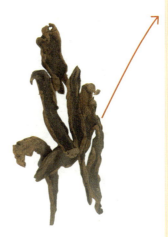

脾胃虚寒、食少便溏者不宜服用。不宜与藜芦同用。

配伍应用

病症	配方
热病伤阴、津伤便秘	常配生地黄、麦冬，如增液汤（《温病条辨》）
肺肾阴虚、骨蒸劳嗽	可配百合、生地黄、贝母等，如百合固金汤（《慎斋遗书》）
肝经热盛、目赤肿痛	可配栀子、大黄、羚羊角等，如玄参饮（《审视瑶函》）
瘟毒热盛、咽喉肿痛、白喉	可配黄芩、连翘、板蓝根等，如普济消毒饮（《东垣试效方》）

读书笔记

沙参

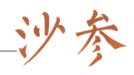

🐚 味苦，微寒。主血积，惊气，除寒热，补中益肺气。久服利人。一名知母。生川谷。

【白话解析】

味苦，性微寒。主治因血瘀阻滞引起的面色萎黄、惊恐，能补脾胃、益肺气。经常服食有益健康。别名知母。多生长在岩石缝内或低山草丛中。

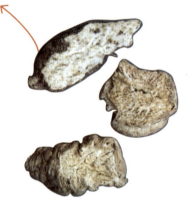

不宜与藜芦同用。

主治示意图

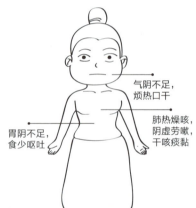

气阴不足，
烦热口干

肺热燥咳，
阴虚劳嗽，
干咳痰黏

胃阴不足，
食少呕吐

配伍应用

病症	配方
阴虚肺燥有热之干咳痰少、咯血或咽干音哑等症	常与北沙参、麦冬、杏仁等配伍
胃阴虚有热之口燥咽干、大便秘结、舌红少津及饥不欲食、呕吐等症	多与玉竹、麦冬、生地黄等配伍，如益胃汤（《温病条辨》）

苦参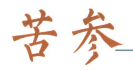

🐚 味苦，寒。主心腹结气；疝瘕、积聚；黄疸；溺有余沥，逐水；除痈肿；补中明目止泪。一名水槐，一名苦薏。生山谷及田野。

【白话解析】

味苦，性寒。主治胸腹气滞、腹内肿块、黄疸病、小便淋沥不尽，还能祛水湿、消痈肿、补脾胃、增强视力，调理泪流不止。别名水槐、苦薏。生长在山谷中及田野上。

主治示意图

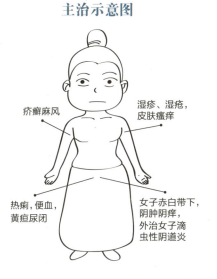

疥癣麻风

湿疹、湿疮，皮肤瘙痒

热痢、便血，黄疸尿闭

女子赤白带下，阴肿阴痒，外治女子滴虫性阴道炎

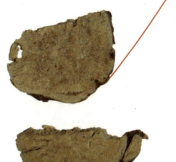

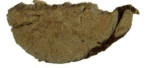

脾胃虚寒者忌用，不宜与藜芦同用。

 读书笔记

配伍应用

病症	配方
湿热便血、痔漏出血	可配生地黄，如苦参地黄丸（《外科大成》）
湿热带下、阴肿阴痒	可配蛇床子、鹤虱等，如榻痒汤（《外科正宗》）
湿疹、湿疮	单用煎水外洗有效，或配黄柏、蛇床子煎水外洗
皮肤瘙痒	可配皂角、荆芥等药用，如参角丸（《鸡峰普济方》）
疥癣	可配花椒煎汤外搽，如参椒汤（《外科证治全书》）
风疹瘙痒	可配防风、蝉蜕、荆芥等，如消风散（《外科正宗》）

续断

🐚 味苦，微温。主伤寒；补不足；金疮痈；伤折跌，续筋骨；妇人乳难。久服益气力。一名龙豆，一名属折。生山谷。

【白话解析】

味苦，性微温。主治风寒，能补益虚损，调理因刀伤而感染形成的痈疮，改善跌打损伤症状，并可续接筋骨、治疗妇人难产。经常服食能增益力气。别名龙豆、属折。生长在山谷中。

主治示意图

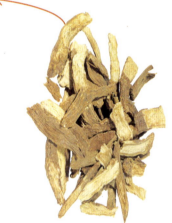

风湿热痹者忌服。

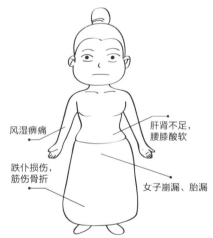

风湿痹痛

肝肾不足，腰膝酸软

跌仆损伤，筋伤骨折

女子崩漏、胎漏

配伍应用

病症	配方
肝肾不足、腰膝酸痛	可与萆薢、杜仲、牛膝等同用，如续断丹（《证治准绳》）
肝肾不足兼寒湿痹痛	可与防风、川乌等配伍，如续断丸（《和剂局方》）
肝肾不足之崩漏下血、胎动不安等症	可配伍侧柏炭、当归、艾叶等，用于治疗崩中下血不止者（《永类钤方》）
滑胎症	与桑寄生、阿胶等配伍，如寿胎丸（《医学衷中参西录》）

枳实

味苦，寒。主大风在皮肤中如麻豆苦痒，除寒热结；止痢；长肌肉；利五脏；益气轻身。生川泽。

【白话解析】

味苦，性寒。主治风邪侵入皮肤，生出芝麻、豆子般大小的极痒风疹，能去除寒热，止泻痢，使肌肉丰满，补益五脏，增益气力，使身体轻巧。生长在河边泽畔水草丛生处。

• 功效：
破气消积，化痰散痞。

• 用量用法：
3～10克，煎服。大量可用至30克。

主治示意图

痰滞气阻，胸痹，结胸

脏器下垂

积滞内停，痞满胀痛

泻痢后重，大便不通

孕妇慎用。

配伍应用

病症	配方
饮食积滞、脘腹痞满胀痛	常与山楂、麦芽、神曲等同用，如曲麦枳术丸（《医学正传》）
胃肠积滞、热结便秘、腹满胀痛	则与大黄、芒硝、厚朴等同用，如大承气汤（《伤寒论》）
湿热泻痢、里急后重	多与黄芩、黄连同用，如枳实导滞丸（《内外伤辨惑论》）
胸阳不振、痰阻胸痹之胸中满闷、疼痛	多与薤白、桂枝、瓜蒌等同用，如枳实薤白桂枝汤（《金匮要略》）

✎ 读书笔记

山茱萸

🐚 味酸,平。主心下邪气,寒热;温中,逐寒湿痹;去三虫。久服轻身。一名蜀枣。生川谷。

【白话解析】

味酸,性平。主治寒热胃病,能温补内脏,逐除寒湿止疼痛,杀灭蛔虫、赤虫、蛲虫三种寄生虫。经常服食能使身体轻巧灵便。别名蜀枣。生长在山川河谷处。

- 功效:
补益肝肾,收涩固脱。

- 用量用法:
6 ~ 12克,煎服。

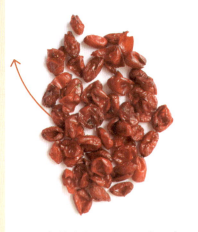

凡命门火炽、强阳不痿、素有湿热、小便淋涩者忌服。

📝 读书笔记

主治示意图

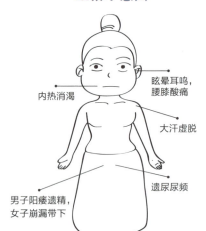

内热消渴

眩晕耳鸣,腰膝酸痛

大汗虚脱

遗尿尿频

男子阳痿遗精,女子崩漏带下

配伍应用

病症	配方
肝肾阴虚、头晕目眩、腰酸耳鸣	常与熟地黄、山药等配伍,如六味地黄丸(《小儿药证直诀》)
肾阳虚阳痿	多与补骨脂、巴戟天、淫羊藿等配伍
肾虚精关不固之遗精、滑精	常与熟地黄、山药等同用,如六味地黄丸(《小儿药证直诀》)、肾气丸(《金匮要略》)
肾虚膀胱失约之遗尿、尿频	常与覆盆子、金樱子、桑螵蛸等同用
妇女肝肾亏损、冲任不固之崩漏及月经过多	常与熟地黄、白芍、当归等同用,如加味四物汤(《傅青主女科》)

桑根白皮

味甘，寒。主伤中，五劳六极，羸瘦；崩中；脉绝；补虚益气。叶，主除寒热出汗。桑耳，黑者，主女子漏下赤白汁，血病癥瘕积聚，阴痛，阴阳寒热无子。五木耳，名檽（nòu），益气不饥，轻身强志。生山谷。

【白话解析】

味甘，性寒。主治内脏劳伤，因劳逸不当引起的五种劳伤和六种极度损伤，以及身体羸弱消瘦、女子非经期阴道出血、脉搏衰弱间断，还能补虚益气。桑树叶能去除寒热引起的出汗。桑树上长的木耳，能调理女性月经不调、赤白带下、腹内肿块、阴部疼痛、祛除发热恶寒和不孕症。寄生在楮、榆、柳、槐、桑这五种树上的木耳都叫檽，能补益气血、耐饥、轻身健体、增强记忆力。生长在山谷中。

主治示意图

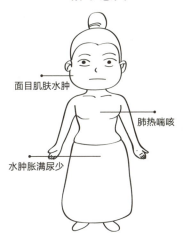

面目肌肤水肿
肺热喘咳
水肿胀满尿少

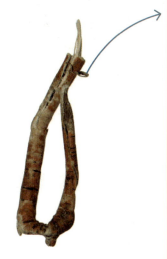

肺气虚及风寒作嗽者慎用。

狗脊

🐚 味苦，平。主腰背强，关机缓急；周痹寒湿膝痛，颇利老人。一名百枝。生川谷。

【白话解析】

味苦，性平。主治腰背僵硬，脊柱关节不利，风寒湿邪使人周身痹痛、膝部酸痛，对老年人较为有利。别名百枝。生长在山川河谷处。

• 功效：
祛风湿，补肝肾，强腰膝。

• 用量用法：
6～12克，煎服。

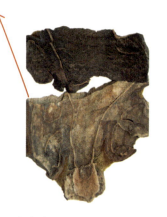

肾虚有热、小便不利或短涩黄赤、口苦舌干者慎服。

主治示意图

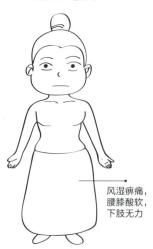

风湿痹痛，腰膝酸软，下肢无力

✏ 读书笔记

配伍应用

病症	配方
风湿痹证	常与杜仲、续断、海风藤等配伍，如狗脊饮（《中国医学大辞典》）
腰痛	与萆薢、菟丝子同用，如狗脊丸（《圣惠方》）
冲任虚寒、带下过多清稀	宜与鹿茸、白蔹、艾叶同用，如白蔹丸（《普济方》）

萆薢

🐚 味苦，平。主腰脊痛，强骨节，风寒湿周痹；恶疮不瘳（chōu），热气。生山谷。

【白话解析】

味苦，性平。主治腰背痛、骨关节僵硬，能强筋健骨，治疗风湿病、恶疮久治不愈而发热。生长在山谷中。

- 功效：
利湿去浊，祛风除痹。

主治示意图

女子白带过多

膏淋，白浊

风湿痹痛，关节不利，腰膝疼痛

- 用量用法：
9～15克，煎服。

肾虚阴亏者忌服。

配伍应用

病症	配方
膏淋，小便混浊、白如米泔	常与乌药、益智仁、石菖蒲同用，如萆薢分清饮（《杨氏家藏方》）
妇女白带属湿盛	与猪苓、白术、泽泻同用
痹证偏于寒湿	可与附子、牛膝同用，如萆薢丸（《圣济总录》）
痹证偏于湿热	与黄柏、忍冬藤、防己等配伍用

🖊 读书笔记

石韦

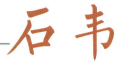

● 功效：
利尿通淋，清肺
止咳，凉血止血。

🪱 味苦，平。主劳热；邪气五癃闭不通，利小便水道。一名石䡵。生山谷石上。

【白话解析】

味苦，性平。主治五心烦热、排尿困难，有利尿作用。别名石䡵。生长在山谷中的土石上。

主治示意图

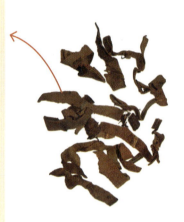

吐血
衄血
肺热喘咳
女子崩漏，
小便不通，
尿血
热淋，血淋，
石淋，淋沥涩痛

● 用量用法：
6～12克，煎服

阴虚及无湿热者忌服。

配伍应用

病症	配方
血淋	与当归、蒲黄、芍药同用，如石韦散（《千金方》）
热淋	以本品与滑石为末服
石淋	与滑石为末，用米饮或蜜冲服，如石韦散（《古今录验》）
肺热咳喘气急	可与鱼腥草、黄芩、芦根等同用
血热妄行之吐血、衄血、尿血、崩漏	可单用或随证配伍侧柏叶、白茅根、栀子等同用

✏ 读书笔记

通草

味辛，平。主去恶虫；除脾胃寒热；通利九窍、血脉、关节，令人不忘。一名附支。生山谷。

【白话解析】

味辛，性平。可驱除人体寄生虫，去除脾胃寒热之邪，能使九窍通利，通血脉，令关节舒畅，让人记忆力增强。别名附支。生长在山谷中。

主治示意图

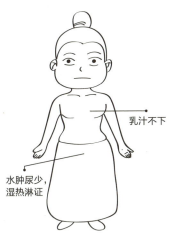

乳汁不下

水肿尿少，
湿热淋证

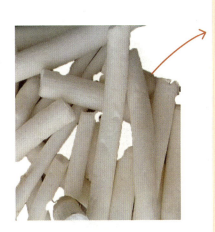

• 用量用法：
3～5克，煎服。

孕妇慎用。

配伍应用

病症	配方
热淋之小便不利、淋沥涩痛	与冬葵子、滑石、石韦同用，如通草饮子（《普济方》）
水湿停蓄之水肿	可配猪苓、地龙、麝香，共研为末，米汤送服，如通草散（《小儿卫生总微论方》）
产后乳汁不畅或不下	与甘草、猪蹄等同用，如通乳汤（《杂病源流犀烛》）

读书笔记

秦皮

• 功效:
清热燥湿, 收湿
止痢, 止带, 明目。

🐌 味苦, 微寒。主风寒湿痹, 洗洗寒气, 除热; 目中青翳 (yì)、白膜。久服头不白, 轻身。生川谷。

【白话解析】

味苦, 性微寒。主治风湿病, 能消寒气, 还能消除身体发热, 除去眼睛中长的青翳白膜。经常服食头发不易变白、身体也会轻巧灵便。其生长在山川河谷处。

• 用量用法:
6 ~ 12克, 煎服。
外用: 适量, 煎洗患处。

主治示意图

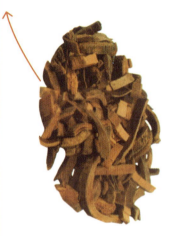

脾胃虚寒者忌用。

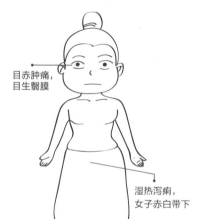

目赤肿痛,
目生翳膜

湿热泻痢,
女子赤白带下

✏ 读书笔记

配伍应用

病症	配方
湿热泻痢、里急后重	常配白头翁、黄连、黄柏等, 如白头翁汤 (《伤寒论》)
湿热下注之带下	可配牡丹皮、当归同用
肝经郁火所致目赤肿痛、目生翳膜	可单用煎水洗眼; 或配栀子、淡竹叶煎服, 如秦皮汤 (《外台秘要》)
肝经风热、目赤生翳	配秦艽、防风等用, 如秦皮汤 (《眼科龙木论》)

蜀椒

🐚 味辛，温。主邪气欬逆，温中；逐骨节皮肤死肌；寒湿痹痛；下气。久服之，头不白，轻身增年。生川谷。

【白话解析】

味辛，性温。主治风邪伤人咳嗽，能温补脾胃，改善骨节及皮肤麻木不仁的症状，逐除寒湿痹痛，排除体内瘴气。经常服食头发不易变白、身体也会轻巧灵便、延年益寿。其生长在山川河谷处。

- 功效：
温中止痛，杀虫止痒。

主治示意图

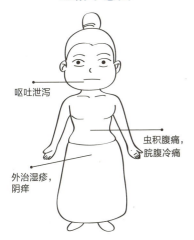

呕吐泄泻

虫积腹痛，
脘腹冷痛

外治湿疹，
阴痒

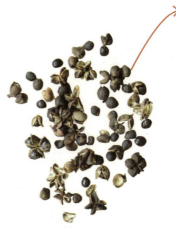

- 用量用法：
3～6克，煎服。
外用：适量，煎汤熏洗。

阴虚火旺者忌服，孕妇慎用。

✏️读书笔记

配伍应用

病症	配方
脾胃虚寒、脘腹冷痛、呕吐、不思饮食	与干姜、人参等配伍，如大建中汤（《金匮要略》）
夏伤湿冷、泄泻不止	与肉豆蔻同用，如川椒丸（《小儿卫生总微论方》）
虫积腹痛、手足厥逆、烦闷吐蛔	常与乌梅、干姜、黄柏等同用，如乌梅丸（《伤寒论》）
妇人阴痒不可忍，非以热汤泡洗不能已	与吴茱萸、蛇床子、陈茶、烧盐同用，水煎熏洗，如椒茱汤（《医级》）

白芷

🐚 味辛，温。主女人漏下赤白；血闭阴肿；寒热；风头侵目泪出；长肌肤润泽，可作面脂。一名芳香。生川谷。

【白话解析】

味辛，性温。主治女性月经不调、带下色红或色白、闭经、阴部肿痛；改善恶寒发热，风邪侵袭头目、流泪不止；还能润泽肌肤，可用作润肤剂。别名芳香。其生长在山川河谷处。

功效：
解表散寒，祛风止痛，宣通鼻窍，燥湿止带，消肿排脓。

用量用法：
3～10克，煎服。外用：适量。

📝读书笔记

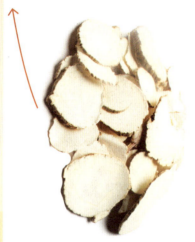

阴虚血热者忌服。

主治示意图

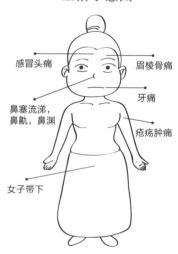

感冒头痛
眉棱骨痛
牙痛
鼻塞流涕，鼻衄，鼻渊
疮疡肿痛
女子带下

配伍应用

病症	配方
外感风寒、头身疼痛、鼻塞流涕之症	常与防风、羌活、川芎等同用，如九味羌活汤（《此事难知》）
鼻渊、鼻塞不通、浊涕不止、前额疼痛	与苍耳子、辛夷等同用，如苍耳子散（《济生方》）
疮疡初起、红肿热痛	每与金银花、当归等配伍，如仙方活命饮（《校注妇人良方》）

白薇

🌀 味苦，平。主暴中风，身热肢满，忽忽不知人；狂惑；邪气寒热酸疼；温疟洗洗，发作有时。生川谷。

【白话解析】

味苦，性平。主治突然中风引起的全身发热、肢体僵硬、不省人事、精神错乱；改善风邪引起的恶寒发热、肢体酸痛，不适感的出现有规律。其生长在山川河谷处。

主治示意图

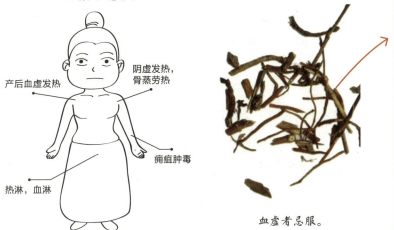

阴虚发热，骨蒸劳热

产后血虚发热

痈疽肿毒

热淋，血淋

血虚者忌服。

配伍应用

病症	配方
产后血虚发热、低热不退及昏厥等症	可与当归、人参、甘草同用，如白薇汤（《全生指迷方》）
热毒盛的疮痈肿毒、毒蛇咬伤	常与天花粉、赤芍、甘草等同用，如白薇散（《证治准绳》）
阴虚外感、发热咽干、口渴心烦等症	常与玉竹、淡豆豉、薄荷同用，如加减葳蕤汤（《通俗伤寒论》）

升麻

🐚 味甘，平。主解百毒，杀百精老物殃鬼，辟温疫瘴邪蛊毒。久服不夭，轻身长年，一名周升麻。生山谷。

【白话解析】

味甘，性平。能解百毒，起镇静的作用，可用于治疗瘟疫、腹胀。经常服食不易生病，还能使身体轻巧灵便、益寿延年。别名周升麻。生长在山谷中。

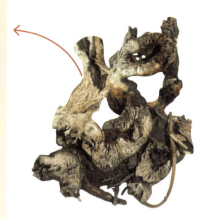

麻疹已透，阴虚火旺，以及阴虚阳亢者，均应忌用。

主治示意图

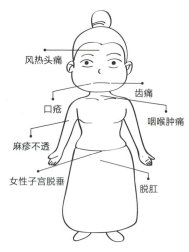

风热头痛
齿痛
口疮
咽喉肿痛
麻疹不透
女性子宫脱垂
脱肛

配伍应用

病症	配方
外感风热夹湿之阳明经头痛、额前作痛、呕逆、心烦痞满	可与苍术、葛根、鲜荷叶等配伍，如清震汤（《症因脉治》）
麻疹初起、透发不畅	常与葛根、白芍、甘草等同用，如升麻葛根汤（《阎氏小儿方论》）
牙龈肿痛、口舌生疮	多与生石膏、黄连等同用，如清胃散（《兰室秘藏》）
风热疫毒上攻之大头瘟、头面红肿、咽喉肿痛	常与黄芩、黄连、玄参、板蓝根等配伍，如普济消毒饮（《东垣试效方》）

菜耳实（苍耳）

→

• 功效：
散风寒，通鼻窍，
祛风湿。

味甘，温。主风头寒痛；风湿周痹，四肢拘挛痛；恶肉死肌。久服益气，耳目聪明，强志，轻身。一名胡菜（xǐ），一名地葵。生川谷。

【白话解析】

味甘，性温。主治伤风引起的头痛、风湿、浑身疼痛、四肢不能自由活动并疼痛、肌肉坏死。经常服食能使体质增强、耳聪目明、记忆力好、身体轻巧灵便。别名胡菜、地葵。其生长在山川河谷处。

主治示意图

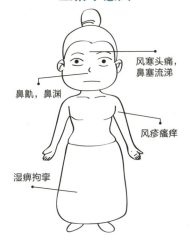

风寒头痛，
鼻塞流涕

鼻衄，鼻渊

风疹瘙痒

湿痹拘挛

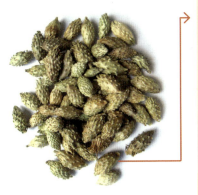

• 用量用法：
3～10克，煎服。
或入丸、散。

血虚头痛者不宜服用，过量服用易致中毒。

✏️读书笔记

配伍应用

病症	配方
外感风寒、恶寒发热、头身疼痛、鼻塞流涕	可与防风、白芷、羌活、藁本等同用
鼻渊而又外感风寒	常与辛夷、白芷等配伍，如苍耳子散（《济生方》）
鼻渊证属风热外袭或湿热内蕴	常与薄荷、黄芩等同用

茅根

🐚 味甘，寒。主劳伤虚羸，补中益气；除瘀血；血闭；寒热；利小便。其苗，主下水。一名兰根，一名茹根。生山谷、田野。

• 功效：
凉血止血，清热利尿。

其苗：即茅针。

【白话解析】

味甘，性寒。能调理劳损、身体虚弱消瘦症状，可补中益气、活血化瘀，治疗经闭及恶寒发热之症，并可通利小便。茅根的幼苗能利水除湿。别名兰根、茹根。生长在山谷中及田野上。

• 用量用法：
9～30克，煎服，鲜品加倍，以鲜品为佳，可捣汁服。多生用，止血也可炒炭用。

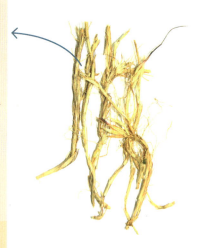

胃虚寒、腹泻便溏者忌用。

主治示意图

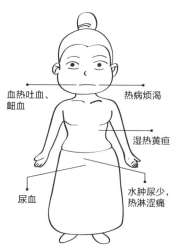

血热吐血、衄血

热病烦渴

湿热黄疸

尿血

水肿尿少、热淋涩痛

配伍应用

病症	配方
多种血热出血之症	单用有效，或配伍其他凉血止血药同用，治鼻衄出血（见《妇人良方》），治吐血不止（见《千金翼方》），皆以茅根煎汁或鲜品捣汁服用
血尿时发，属虚而有热	常配人参、地黄、茯苓，如茅根饮子《外台秘要》

合欢 ——————→

味甘，平。主安五脏，利心志，令人欢乐无忧。久服轻身，明目，得所欲。生山谷。

【白话解析】

味甘，性平。主要功效是安和五脏、宁神养心，使人快乐而不忧愁。经常服用能使身体轻盈，视力增强，心想事成。产于山谷。

主治示意图

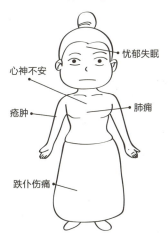

心神不安
忧郁失眠
疮肿
肺痈
跌仆伤痛

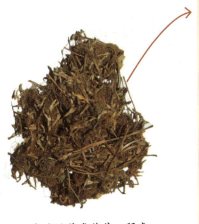

合欢的花或花蕾，阴虚津伤者慎用。

配伍应用

病症	配方
忿怒忧郁、烦躁失眠、心神不宁等症	可单用或与柏子仁、酸枣仁、首乌藤等配伍应用
跌打仆伤、损筋折骨	与桃仁、红花、乳香、没药、骨碎补等配伍同用
肺痈、胸痛、咳吐脓血	单用有效，如黄昏汤（《千金方》）；也可与鱼腥草、冬瓜仁、桃仁、芦根等同用
疮痈、肿毒	常与蒲公英、紫花地丁、连翘、野菊花等同用

百合

🌀 味甘，平。主邪气腹胀、心痛；利大小便；补中益气。生川谷。

【白话解析】

味甘，性平。主治气郁腹胀胃脘疼痛，能养心，使大小便通畅，还能补养内脏、益气血。生长在山川河谷处。

- 功效：
养阴润肺，清心安神。

- 用量用法：
6～12克，煎服。蜜炙可增加润肺作用。

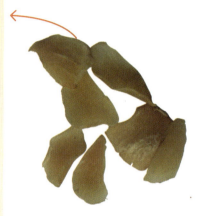

感冒风寒咳嗽者忌食；脾胃虚寒、腹泻便溏者忌食。

主治示意图

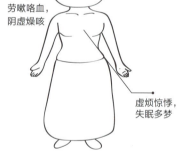

精神恍惚

劳嗽咯血，阴虚燥咳

虚烦惊悸，失眠多梦

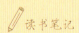

读书笔记

配伍应用

病症	配方
阴虚肺燥有热之干咳少痰、咯血或咽干音哑等症	常与款冬花配伍，如百花膏（《济生方》）
肺虚久咳、劳嗽咯血	常与生地黄、玄参、桔梗、川贝母等同用，如百合固金汤（《慎斋遗书》）
虚热上扰、失眠、心悸	可与麦冬、酸枣仁、丹参等同用
神志恍惚、情绪不能自主、口苦、小便赤、脉微数等为主的百合病心肺阴虚内热证	常与生地黄、知母等同用

龙眼

味甘，平。主五脏邪气；安志，厌食。久服强**魂**聪明，轻身不老，通神明。一名益智。生山谷。

- 功效：
补益心脾，养血安神。

魂：精神意识活动的一部分。

【白话解析】

味甘，性平。主治五脏邪气，有宁心安神、调理厌食的功效。经常服用可使人精神焕发、耳聪目明、身体轻盈、延缓衰老、头脑清醒。别名益智。产于山谷。

主治示意图

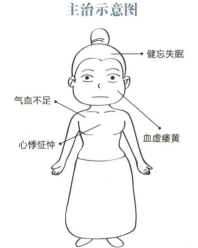

健忘失眠

气血不足

心悸怔忡

血虚痿黄

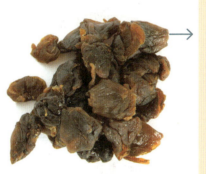

- 用量用法：
10～25克，煎服；大剂量30～60克。

有上火发炎症状时不宜食用，怀孕后不宜过多食用。

配伍应用

病症	配方
思虑过度、劳伤心脾、惊悸怔忡、失眠健忘	与人参、当归、酸枣仁等同用，如归脾汤（《济生方》）
年老体衰、产后、大病之后，气血亏虚	可单服本品，如玉灵膏（一名代参膏）（《随息居饮食谱》），即单用本品加白糖蒸熟，开水冲服

读书笔记

酸浆

🌀 味酸，平。主热烦满，定志益气；利水道。产难，吞其实立产。一名醋浆。生川泽。

【白话解析】

味酸，性平。主治身体发热、胸中烦闷，能使神志安宁、体质增强、利尿。如遇分娩困难，食用其果实后便能立刻生产。别名醋浆。其生长在河边沼泽水草丛生处。

- 功效：
清热解毒，利咽化痰，利尿通淋。

- 用量用法：
5～9克，煎服。外用：适量，捣敷患处。

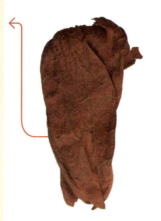

脾虚泄泻及痰湿者忌用。

✏️ 读书笔记

主治示意图

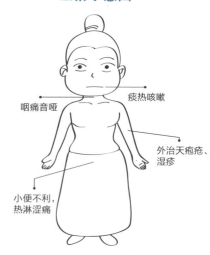

咽痛音哑

痰热咳嗽

外治天疱疮、湿疹

小便不利，热淋涩痛

配伍应用

病症	配方
喉痛音哑	可将本品与冰片共研末，吹喉
痰热咳嗽	与前胡、瓜蒌等同用
小便不利、小便短赤或淋沥涩痛	常与车前子、木通、萹蓄、金钱草等配伍
砂淋、石淋	与龙胆草、赤茯苓、车前草等配用

淫羊藿 →

味辛，寒。主阴痿绝伤；茎中痛，利小便，益气力；强志。一名刚前。生山谷。

【白话解析】

味辛，性寒。主治阳痿、筋断骨折、阴茎疼痛，能通利小便、增益气力、提高记忆力。别名刚前。其生长在山谷中。

主治示意图

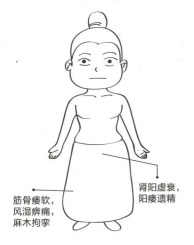

筋骨痿软，
风湿痹痛，
麻木拘挛

肾阳虚衰，
阳痿遗精

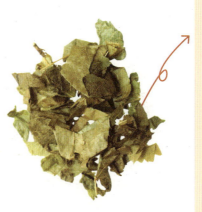

· 用量用法：
6～10克，煎服。

阴虚而相火易动者忌服。

配伍应用

病症	配方
肾虚阳痿遗精	与肉苁蓉、巴戟天、杜仲等同用，如填精补髓丹（《丹溪心法》）
风湿痹痛、筋骨不利及肢体麻木	常与威灵仙、苍耳子、川芎、肉桂同用，即仙灵脾散（《圣惠方》）

📝 读书笔记

栀子

味苦，寒。主五内邪气；胃中热气，面赤；酒炮齇鼻、白癞、赤癞、疮疡。一名木丹。生川谷。

【白话解析】

味苦，性寒。主治五脏内有邪气郁结、胃热、面色发红、酒糟鼻、白癞、赤癞、创伤溃疡。别名木丹。其生长在山川河谷处。

主治示意图

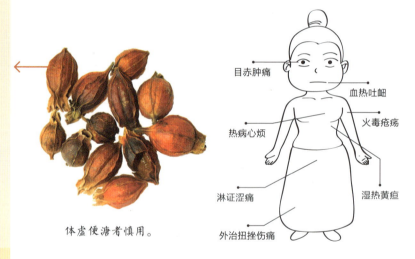

体虚便溏者慎用。

目赤肿痛
血热吐衄
热病心烦
火毒疮疡
淋证涩痛
湿热黄疸
外治扭挫伤痛

配伍应用

病症	配方
热病心烦、躁扰不宁	可与淡豆豉同用，如栀子豉汤（《伤寒论》）
热病火毒炽盛、三焦俱热而见高热烦躁、神昏谵语或迫血妄行之吐血、衄血	配黄芩、黄连、黄柏等，如黄连解毒汤（《外台秘要》）
肝胆湿热郁蒸之黄疸	常配茵陈、大黄等，如茵陈蒿汤（《伤寒论》）；或配黄柏，如栀子柏皮汤（《金匮要略》）
血淋涩痛或热淋证	常配木通、车前子、滑石等，如八正散（《和剂局方》）

紫草

🐚 味苦，寒。主心腹邪气，五疸；补中益气；利九窍，通水道。一名紫丹，一名紫芙。生山谷。

【白话解析】

味苦，性寒。主治心腹间有邪气郁结使人患五疸，还能补中益气、通利九窍、使尿道通畅。别名紫丹、紫芙。生长在山谷中。

主治示意图

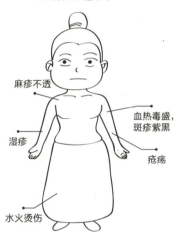

- 麻疹不透
- 湿疹
- 血热毒盛，斑疹紫黑
- 疮疡
- 水火烫伤

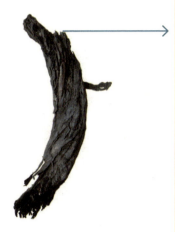

胃肠虚弱、大便滑泄者慎服。

- 功效：
清热凉血，活血解毒，透疹消斑。

五疸：黄疸、谷疸、酒疸、女劳疸、黑疸（见《金匮要略》）。

- 用量用法：
5～10克，煎服。
外用：适量，熬膏或用植物油浸泡涂擦。

配伍应用

病症	配方
温毒发斑、血热毒盛、斑疹紫黑	常配赤芍、蝉蜕、甘草等，如紫草快斑汤（《张氏医通》）
麻疹不透、疹色紫暗兼咽喉肿痛	配牛蒡子、山豆根、连翘等用，如紫草消毒饮（《张氏医通》）
疮疡久溃不敛	配当归、白芷、血竭等，如生肌玉红膏（《外科正宗》）
湿疹	可配黄连、黄柏、漏芦等，如紫草膏（《仁斋直指方》）
水火烫伤	可用本品以植物油浸泡，滤取油液，外涂患处，或配黄柏、牡丹皮、大黄等，麻油熬膏外搽

✏️ 读书笔记

白鲜

🐚 味苦，寒。主头风，黄疸，欬逆，淋沥，女子阴中肿痛；湿痹死肌，不可屈伸，起止行步。生山谷。

【白话解析】

味苦，性寒。主治受风引起的头痛，以及黄疸症、因气逆而咳嗽、排尿困难；女子阴部发炎肿痛；四肢麻木，肌肉僵直，肢体屈伸困难，行走困难。其生长在山谷中。

• 功效：
清热燥湿，祛风解毒。

• 用量用法：
5～10克，煎服。外用：适量，煎汤洗或研粉敷。

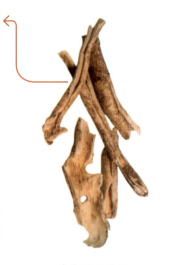

虚寒证者忌服。

✏读书笔记

主治示意图

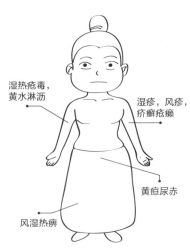

湿热疮毒，黄水淋沥

湿疹，风疹，疥癣疮癞

黄疸尿赤

风湿热痹

配伍应用

病症	配方
湿热疮毒、肌肤溃烂、黄水淋沥	可配苍术、苦参、连翘等
湿疹、风疹、疥癣	可配苦参、防风、地肤子等，煎汤内服、外洗
湿热蕴蒸之黄疸、尿赤	常配茵陈等，如茵陈汤（《圣济总录》）
风湿热痹、关节红肿热痛	常配苍术、黄柏、薏苡仁等

五加皮

• 功效：
祛风除湿，补益
肝肾，强筋壮骨，
利水消肿。

🐚 味辛，温。主心腹疝，气腹痛；益气疗躄（bi）；
小儿不能行；疽疮；阴蚀。一名豺漆。

【白话解析】

　　味辛，性温。主治胸腹部剧烈疼痛，能增益气血，改善下肢
痿弱、小儿不能走路，还可治疗疽疮、阴部溃疡等症。别名豺漆。

躄：足不能行。

主治示意图

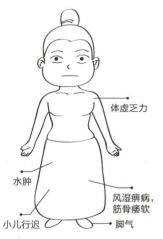

体虚乏力

水肿

小儿行迟

风湿痹病，
筋骨痿软

脚气

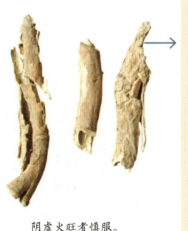

阴虚火旺者慎服。

• 用量用法：
5～10克，煎服；
或酒浸，入丸、
散服。

配伍应用

病症	配方
风湿痹证、腰膝疼痛、筋脉拘挛	可单用，或配当归、牛膝等，如五加皮酒（《本草纲目》）；也可与木瓜、松节同用，如五加皮散（《沈氏尊生书》）
肝肾不足、筋骨痿软	常与杜仲、牛膝等配伍，如五加皮散（《卫生家宝》）
小儿行迟	与龟甲、牛膝、木瓜等同用，如五加皮散（《保婴撮要》）
水肿、小便不利	可与茯苓皮、大腹皮、生姜皮、地骨皮配伍，如五皮散（《和剂局方》）
风寒湿壅滞之脚气肿痛	可与远志同用，如五加皮丸（《瑞竹堂经验方》）

🖉 读书笔记

水萍

🐌 味辛，寒。主暴热身痒；下水气；胜酒；长须发；止消渴。久服轻身。一名水花。生池泽。

功效：
宣散风热，透疹，利尿。

胜酒： 胜任饮酒。

【白话解析】

味辛，性寒。主治来势迅猛的发热及身体发痒，能利水消肿、解酒毒，促进须发生长，改善多饮、多尿、多食、消瘦、疲乏。经常服食能使身体轻巧灵便。别名水花。生长在池塘沼泽等有水处。

用量用法：
3～9克，煎服。外用：适量，煎汤浸洗。

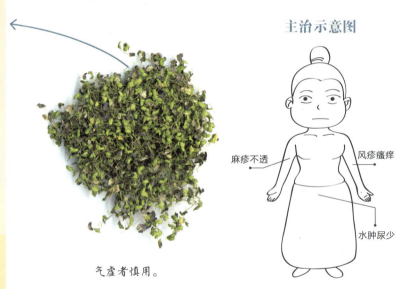

主治示意图

麻疹不透　　风疹瘙痒

水肿尿少

气虚者慎用。

✏读书笔记

配伍应用

病症	配方
发热无汗等症	可与薄荷、蝉蜕、连翘等同用
风寒感冒、恶寒无汗	可与麻黄、香薷、羌活等同用
麻疹初起、疹出不畅	常与薄荷、蝉蜕、牛蒡子等同用
风邪郁闭肌表、风疹瘙痒、偏于风热	多与蝉蜕、薄荷、牛蒡子等同用；偏于风寒者，多与麻黄、防风、荆芥等同用
水肿尿少兼风热表证	可单用，或与麻黄、连翘、冬瓜皮等同用

干姜

味辛，温。主胸满，欬逆上气；温中止血；出汗，逐风湿痹；肠澼下痢。生者尤良。久服去臭气，通神明。生川谷。

【白话解析】

味辛，性温。主治胸中烦满、咳嗽气喘，具有温补脾胃、止血、发汗、逐除风湿痹痛的功效，还能调理腹泻痢疾。生用疗效最好。经常服食能去恶臭之气，使人精神焕发。其生长在山川河谷地带。

主治示意图

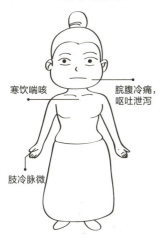

- 寒饮喘咳
- 脘腹冷痛，呕吐泄泻
- 肢冷脉微

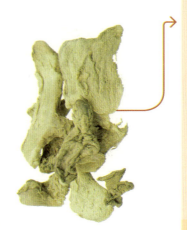

阴虚内热、血热妄行者禁服。

配伍应用

病症	配方
脾胃虚寒、脘腹冷痛	多与党参、白术等同用，如理中丸（《伤寒论》）
胃寒呕吐	常配高良姜，如二姜丸（《和剂局方》）
上热下寒、食入即吐	可与黄芩、黄连、人参等同用，如干姜黄芩黄连人参汤（《伤寒论》）
中寒水泻	可单用为末服，也可与党参、白术、甘草等同用
寒饮喘咳、形寒背冷、痰多清稀之症	常与细辛、五味子、麻黄等同用，如小青龙汤（《伤寒论》）

木香

🐚 味辛，温。主邪气，辟毒疫温鬼；强志，主淋露。久服不梦寤（wù）魇（yǎn）寐。生山谷。

【白话解析】

味辛，性温。主治邪气，能驱除毒疫引发的传染病；可增强记忆力，治疗多汗。经常服食能使睡眠安稳、不做噩梦。其生长在山谷中。

• 功效：
行气止痛，健脾消食。煨木香实肠止泻。

• 用量用法：
3～6克，煎服。生用行气力强，煨用行气力缓而实肠止泻，用于泄泻腹痛。

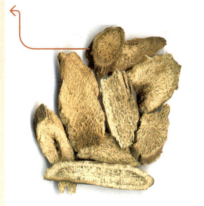

本品辛温香燥，凡阴虚火旺者慎用。

主治示意图

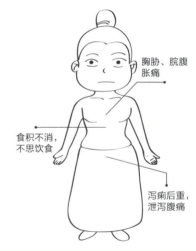

胸胁、脘腹胀痛

食积不消，不思饮食

泻痢后重，泄泻腹痛

✏ 读书笔记

配伍应用

病症	配方
脾胃气滞、脘腹胀痛	可单用本品，或配砂仁、藿香等同用，如木香调气散（《张氏医通》）
脾虚食少、兼食积气滞	可配砂仁、枳实、白术等，如香砂枳术丸（《摄生秘剖》）
湿热泻痢里急后重	常与黄连配伍，如香连丸（《和剂局方》）
饮食积滞之脘腹胀满、大便秘结或泻而不爽	可与槟榔、青皮、大黄等同用，如木香槟榔丸（《儒门事亲》）

麝香

🐌 味辛，温。主辟恶气，杀鬼精物；温疟；蛊毒；痈痤；去三虫。久服除邪，不梦寤魇寐。生川谷。

【白话解析】

　　味辛，性温。可开窍醒神，治疗疟疾、毒虫咬伤、癫痫抽风，能除蛔虫、蛲虫、赤虫三种寄生虫。经常服食可预防疾病、安神助眠。其生长在山川河谷地带。

- 功效：
开窍醒神，活血通经，消肿止痛。

主治示意图

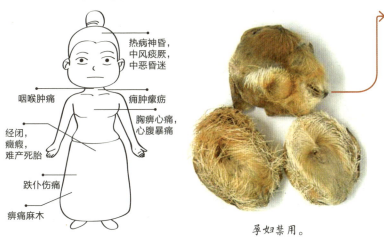

热病神昏，中风痰厥，中恶昏迷

咽喉肿痛

痈肿瘰疬

胸痹心痛，心腹暴痛

经闭，癥瘕，难产死胎

跌仆伤痛

痹痛麻木

- 用量用法：
0.03～0.1克，多入丸、散用。外用：适量。

孕妇禁用。

配伍应用

病症	配方
温病热陷心包、痰热蒙蔽心窍、小儿惊风及中风痰厥等热闭神昏	常配伍牛黄、冰片、朱砂等，如安宫牛黄丸（《温病条辨》）、至宝丹（《和剂局方》）等
疮疡肿毒	常与雄黄、乳香、没药同用，如醒消丸（《外科全生集》）；也可与牛黄、乳香、没药同用，如牛黄醒消丸（《外科全生集》）
咽喉肿痛	可与牛黄、蟾酥、珍珠等配伍，如六神丸（《中药制剂手册》）
心腹暴痛	常配伍木香、桃仁等，如麝香汤（《圣济总录》）

📝 读书笔记

羚羊角

🐚 味咸，寒。主明目，益气起阴；去恶血注下；辟蛊妻恶鬼不祥，安心气，常不魇寐。久服强筋骨轻身。

【白话解析】

味咸，性寒。能提高视力、补益元气、壮阳；逐除瘀血，使其排出，辟除蛊毒等秽恶之气，还能安心气、助眠。经常服食能使筋骨强健、身体轻巧。

- 功效：
  平肝息风，清肝明目，散血解毒。

- 用量用法：
  1～3克，宜另煎2小时以上；磨汁或研粉服，每次0.3～0.6克。

✏ 读书笔记

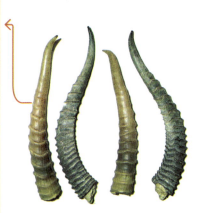

本品性寒，脾虚慢惊者忌用。

主治示意图

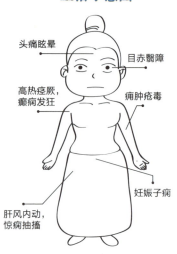

头痛眩晕
目赤翳障
高热痉厥，癫痫发狂
痈肿疮毒
肝风内动，惊痫抽搐
妊娠子痫

配伍应用

病症	配方
温热病热邪炽盛之高热、神昏、惊厥抽搐	常与钩藤、白芍、菊花、桑叶、生地黄同用，如羚角钩藤汤（《通俗伤寒论》）
妇女子痫	可与防风、独活、茯神、酸枣仁等配伍，如羚羊角散（《济生方》）
肝阳上亢所致之头晕目眩、烦躁失眠、头痛如劈等症	常与石决明、龟甲、生地黄、菊花等同用，如羚羊角汤（《医醇賸义》）
肝火上炎之头痛、目赤肿痛、羞明流泪等症	常与决明子、黄芩、龙胆草、车前子等同用，如羚羊角散（《和剂局方》）

鹿茸 ——————————→

味甘，温。主漏下恶血，寒热，惊痫，益气强志，生齿，不老。角，主恶疮、痈肿；逐邪恶气；留血在阴中。

【白话解析】

味甘，性温。主治女性月经失调出血，身体恶寒发热，受惊吓而腹痛、腹泻、心烦，还能补益元气、增强记忆力、促进牙齿生长、抗衰延寿。鹿角主治恶疮、痈肿，能预防疾病，促进停滞于子宫内的瘀血排出。

主治示意图

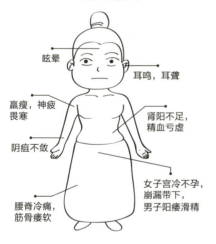

- 眩晕
- 耳鸣，耳聋
- 羸瘦，神疲畏寒
- 肾阳不足，精血亏虚
- 阴疽不敛
- 女子宫冷不孕，崩漏带下，男子阳痿滑精
- 腰脊冷痛，筋骨痿软

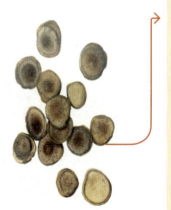

• 用量用法：
1～2 克，研末
冲服。本品宜从
小量开始，缓缓
增加，不宜骤用
大量。

凡阴虚阳亢，血分有热，胃火盛或肺有痰热，以及外感热病者，均应忌服。

📝 读书笔记

配伍应用

病症	配方
阳痿不举、小便频数	与山药浸酒服，如鹿茸酒
精血耗竭、面色黧黑、耳聋目昏等	与当归、乌梅膏为丸（《济生方》）
诸虚百损、五劳七伤、元气不足、畏寒肢冷、阳痿早泄、宫冷不孕、小便频数等症	常与人参、黄芪、当归同用，如参茸固本丸（《中国医学大辞典》）

露蜂房

味苦，平。主惊痫，瘛疭（chì zòng）寒热邪气，癫疾，鬼精，蛊毒，肠痔。火熬之良。一名蜂肠。生川谷。

【白话解析】

味苦，性平。主治惊痫、抽搐、身体恶寒发热、头晕头痛、精神病、毒虫咬伤、肛周肿痛。用火熬制服用疗效更佳。别名蜂肠。多见于山川河谷处。

• 功效：
攻毒杀虫，祛风止痛。

瘛疭：抽搐。

• 用量用法：
3～5克。外用：适量，研末油调敷患处，或煎水漱，或洗患处。

📝 读书笔记

主治示意图

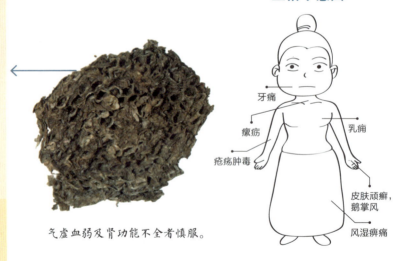

牙痛
瘰疬
乳痈
疮疡肿毒
皮肤顽癣，鹅掌风
风湿痹痛

气虚血弱及肾功能不全者慎服。

配伍应用

病症	配方
疮肿初发	与生南星、生草乌、白矾、赤小豆共为细末，淡醋调涂（《证治准绳》）
瘰疬	与蛇蜕、黄芪、黄丹、玄参等为膏外用，如蜂房膏（《圣惠方》）
头上癣疮	以此为末，调猪脂涂擦（《圣惠方》）
风湿痹痛	与川乌、草乌同用，酒精浸泡外涂痛处

白僵蚕

• 功效：
息风止痉，祛风止痛，化痰散结。

味咸，平。主小儿惊痫，夜啼；去三虫；灭黑䵟（gǎn），令人面色好；男子阴疡病。生平泽。

【白话解析】

　　味咸，性平。主治小儿受惊吓夜间啼哭、癫痫；能除蛔虫、赤虫、蛲虫三种寄生虫；改善颜面焦枯黧黑，使人面色好；调理男子性病，阴部溃烂、痒痛。多见于平原湿地。

主治示意图

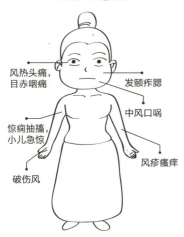

风热头痛，目赤咽痛
发颐疰腮
中风口㖞
惊痫抽搐，小儿急惊
风疹瘙痒
破伤风

• 用量用法：
5～10克，煎服，研末吞服，每次1～1.5克；散风热宜生用，其他多制用。

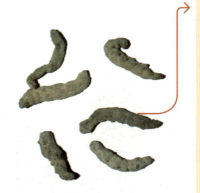

凡中风口噤，由于心虚神魂不宁，血虚经络劲急所致，而无外邪为病者忌之。

✏ 读书笔记

配伍应用

病症	配方
小儿脾虚久泻、慢惊搐搦	当与党参、白术、天麻、全蝎等配伍，如醒脾散（《古今医统》）
破伤风、角弓反张	与全蝎、蜈蚣、钩藤等配伍，如撮风散（《证治准绳》）
口眼㖞斜	常与全蝎、白附子等同用，如牵正散（《杨氏家藏方》）
肝经风热上攻之头痛、目赤肿痛、迎风流泪等症	常与桑叶、木贼、荆芥等配伍，如白僵蚕散（《证治准绳》）

桑螵蛸

🍂 味咸，平。主伤中；疝瘕；阴痿；益精生子；女子血闭腰痛；通五淋，利小便水道。一名蚀肬。生桑枝上，采蒸之。

【白话解析】

味咸，性平。主治内脏损伤、腹内肿块、阳痿，能增强生育能力，调理女性闭经、腰痛，消除气淋、热淋、血淋、劳淋、石淋五种淋病，能利尿。别名蚀肬。生长在桑树枝上。采摘后蒸熟使用。

主治示意图

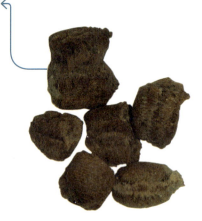

阴虚火旺或膀胱有热者慎服。

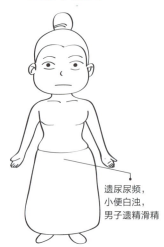

遗尿尿频，
小便白浊，
男子遗精滑精

配伍应用

病症	配方
肾虚遗精、滑精	常与龙骨、五味子、制附子等同用，如桑螵蛸丸（《世医得效方》）
肾虚阳痿	常与鹿茸、肉苁蓉、菟丝子等同用
小儿遗尿	可单用为末，米汤送服
心神恍惚、小便频数、遗尿、白浊	可与远志、龙骨、石菖蒲等配伍，如桑螵蛸散（《本草衍义》）

海蛤

🐚 味苦，平。主欬逆上气喘息，烦满，胸痛寒热。一名魁蛤。生池泽。

• 功效：
清热化痰，软坚散结，制酸止痛；外用收湿敛疮。

【白话解析】

　　味苦，性平。主治因气逆而咳嗽、喘息烦满、胸痛、恶寒发热。别名魁蛤。生长在湖泊、大海中。

主治示意图

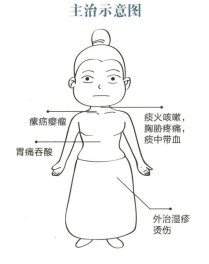

瘰疬瘿瘤
胃痛吞酸
痰火咳嗽，胸胁疼痛，痰中带血
外治湿疹烫伤

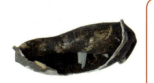

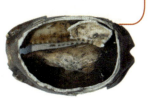

畏狗胆、甘遂、芫花。

• 用量用法：
6 ~ 15 克，先煎，蛤粉包煎。外用：适量，研极细粉撒布或油调后敷患处。

配伍应用

病症	配方
热痰咳喘、痰稠色黄	常与瓜蒌仁、海浮石等同用
痰火内郁、灼伤肺络之胸胁疼痛咳吐痰血	常配青黛同用，即黛蛤散（《卫生鸿宝》）
痰核	常与海藻、昆布等同用，如含化丸（《证治准绳》）

✏️ 读书笔记

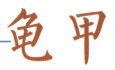

龟甲

🐌 味咸，平。主漏下赤白；破癥瘕；疟疾；五痔；阴蚀；湿痹；四肢重弱，小儿囟不合。久服轻身，不饥。一名神屋。生池泽。

【白话解析】

味咸，性平。主治女子白带异常而赤白相间、消散腹中瘀血癥瘕，治疟疾、各种痔疮、女子阴部瘙痒溃疡、四肢麻木无力、儿童囟门不能闭合。经常服食能使身体轻巧、耐饥饿。别名神屋。生长在大海和湖泊中。

• 功效：
滋阴潜阳，益肾强骨，养血补心，固经止崩。

• 用量用法：
9～24克，先煎。

✏ 读书笔记

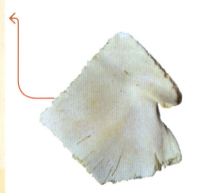

脾胃虚寒、内有寒湿者及孕妇禁服。

主治示意图

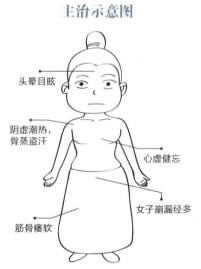

头晕目眩
阴虚潮热，骨蒸盗汗
心虚健忘
女子崩漏经多
筋骨痿软

配伍应用

病症	配方
阴虚阳亢头目眩晕之症	常与天冬、白芍、牡蛎等同用，如镇肝息风汤（《医学衷中参西录》）
阴虚内热、骨蒸潮热、盗汗遗精	常与滋阴降火之熟地、知母、黄柏等同用，如大补阴丸（《丹溪心法》）

鳖甲

● 功效：
滋阴潜阳，退热除蒸，软坚散结。

味咸，平。主心腹癥瘕；坚积寒热；去痞、息肉、阴蚀、痔、恶肉。生池泽。

【白话解析】

味咸，性平。主治胃脘有肿块、顽固的发冷发热不退，消除胀气滞留，去除息肉，男女阴部溃疡，痔疮，疣赘。其生活在水塘、湖泊、大海中。

主治示意图

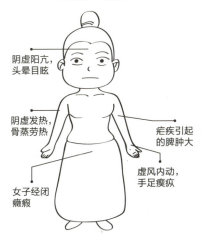

阴虚阳亢，头晕目眩

阴虚发热，骨蒸劳热

女子经闭癥瘕

虚风内动，手足瘈疭

疟疾引起的脾肿大

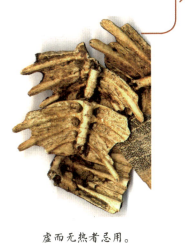

● 用量用法：
9～24克，先煎。

虚而无热者忌用。

配伍应用

病症	配方
温病后期、阴液耗伤、邪伏阴分、夜热早凉、热退无汗	常与牡丹皮、生地黄、青蒿等品同用，如青蒿鳖甲汤（《温病条辨》）
阴血亏虚、骨蒸潮热	常与秦艽、地骨皮等同用
阴虚阳亢、头晕目眩	配生地黄、牡蛎、菊花等
阴虚风动、手足抽搐	常与阿胶、生地黄、麦冬等同用
肝脾肿大、癥瘕积聚	常与牡丹皮、桃仁、䗪虫、厚朴、半夏等同用，如鳖甲煎丸（《金匮要略》）

📝 读书笔记

乌贼鱼骨

- 功效：
  收敛止血，涩精止带，制酸止痛，收湿敛疮。

味咸，微温。主女子漏下赤白经汁；血闭；阴蚀肿痛寒热；癥瘕；无子。生池泽。

【白话解析】

味咸，性微温。主治女性月经不调、经血带下赤白、闭经、外阴肿胀疼痛引起的恶寒发热、腹内有肿块、不孕。其生长在大海中。

- 用量用法：
  5～10克，煎服。外用：适量，研末敷患处。

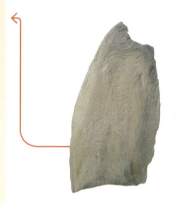

阴虚多热者慎服，恶白敛、白及。

主治示意图

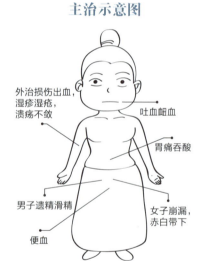

外治损伤出血，湿疹湿疮，溃疡不敛
吐血衄血
胃痛吞酸
男子遗精滑精
女子崩漏，赤白带下
便血

✎ 读书笔记

配伍应用

病症	配方
肾失固藏之遗精、滑精	常与山茱萸、菟丝子、沙苑子等同用
赤白带下	配伍白芷、血余炭，如白芷散（《妇人良方》）
崩漏	常与茜草、棕榈炭、五倍子等同用，如固冲汤（《医学衷中参西录》）
胃脘痛、胃酸过多	常与延胡索、白及、贝母、瓦楞子等同用
湿疮、湿疹	配黄柏、青黛、煅石膏等研末外敷
溃疡多脓、久不愈合	可单用研末外敷，或配煅石膏、枯矾、冰片等共研细末，撒敷患处

梅实———→

🐚 味酸，平。主下气，除热烦满，安心；肢体痛；偏枯不仁死肌；去青黑志、恶肉。生川谷。

【白话解析】

味酸，性平。能使气下行，消除发热、胸中烦闷，可安定心神，消除肢体疼痛、单侧肢体不能活动、肌肉麻木不仁，并能去除青黑痣及息肉。生长在山川河谷处。

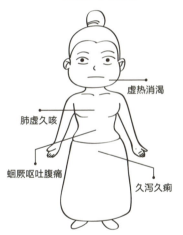

主治示意图

虚热消渴

肺虚久咳

蛔厥呕吐腹痛

久泻久痢

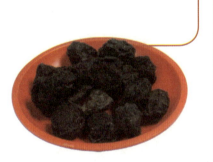

表邪未解者禁服，内有实邪者慎用。不宜多食。

- 功效：
敛肺，涩肠，生津，安蛔。

- 用量用法：
6～12克，煎服，大剂量可用至30克。外用：适量，捣烂或炒炭研末外敷。止泻止血宜炒炭用。

🖉 读书笔记

配伍应用

病症	配方
肺虚久咳少痰或干咳无痰之症	可与杏仁等同用，如一服散（《世医得效方》）
久泻、久痢	可与诃子等同用，如固肠丸（《证治准绳》）
湿热泻痢、便脓血	配伍解毒止痢之黄连，如乌梅丸（《圣惠方》）
蛔虫所致腹痛、呕吐、四肢厥冷的蛔厥病证	常配伍细辛、川椒、黄连、附子等同用，如乌梅丸（《伤寒论》）
虚热消渴	可单用煎服；或与天花粉、麦冬、人参等同用，如玉泉散（《沈氏尊生书》）

厚朴

🐛 味苦，温。主中风、伤寒头痛，寒热；惊悸；气血痹死肌；去三虫。生山谷。

【白话解析】

味苦，性温。主治中风、外感风寒引起的头痛、身体恶寒发热、恐惧不安、肢体疼痛、肌肉麻木不仁，能祛除蛔虫、赤虫、蛲虫三种人体寄生虫。生长在山谷中。

主治示意图

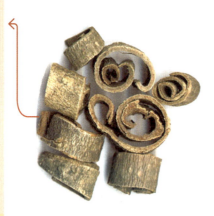

孕妇忌服。

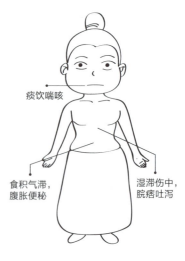

痰饮喘咳

食积气滞，
腹胀便秘

湿滞伤中，
脘痞吐泻

配伍应用

病症	配方
湿阻中焦、脘腹胀满	常与苍术、陈皮等同用，如平胃散（《和剂局方》）
食积气滞、腹胀便秘	常与大黄、枳实同用，如厚朴三物汤（《金匮要略》）
热结便秘	配大黄、芒硝、枳实，即大承气汤（《伤寒论》）
痰饮阻肺、肺气不降、咳喘胸闷	可与苏子、陈皮、半夏等同用，如苏子降气汤（《和剂局方》）
宿有喘病、因外感风寒而发	可与桂枝、杏仁等同用，如桂枝和厚朴杏子汤（《伤寒论》）

瞿麦

 味苦，寒。主关格，诸癃结，小便不通；出刺；决痈肿；明目去翳；破胎堕子、闭血。一名巨句麦。生川谷。

决：溃破。

【白话解析】

味苦，性寒。主治小便不通、呕吐不止，使痈肿破裂出头，可使进入肉中的竹木等刺自出，可使眼睛明亮，并消除眼球上的翳膜，还能堕胎，调理闭经。别名巨句麦。生长在山川河谷处。

主治示意图

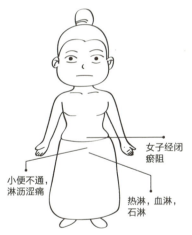

女子经闭
瘀阻

小便不通，
淋沥涩痛

热淋，血淋，
石淋

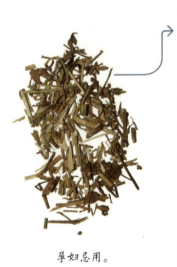

• 用量用法：
9～15克，煎服。

孕妇忌用。

✏ 读书笔记

配伍应用

病症	配方
热淋	常与萹蓄、木通、车前子同用，如八正散（《和剂局方》）
小便淋沥有血	与栀子、甘草等同用，如立效散（《和剂局方》）
石淋	与石韦、滑石、冬葵子配伍，如石韦散（《症治汇补》）
血热瘀阻之经闭或月经不调	常与桃仁、红花、丹参、赤芍等同用

卫矛
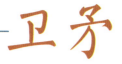

- 功效：
  破血通经，杀虫。

🐚 味苦，寒。主女子崩中下血；腹满汗出；除邪，杀鬼疰、蛊疰。一名鬼箭。生山谷。

【白话解析】

味苦，性寒。主治女性子宫崩漏出血，腹胀盗汗，能除邪解毒，调理无名肿痛及四肢水肿。别名鬼箭。生长在山谷中。

- 用量用法：
  3～10克，煎服。
  外用：适量。

主治示意图

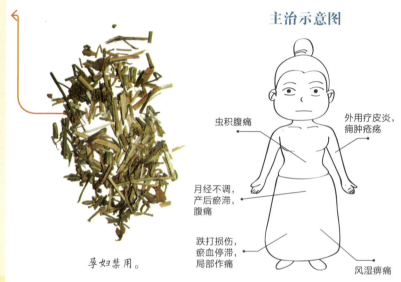

虫积腹痛

外用疗皮炎，痈肿疮疡

月经不调，产后瘀滞，腹痛

跌打损伤，瘀血停滞，局部作痛

风湿痹痛

孕妇禁用。

✏ 读书笔记

配伍应用

病症	配方
经闭、癥瘕、痛经、产后瘀阻腹痛	常配当归、红花、益母草等，以增强活血化瘀之力，如当归散（《局方》）、鬼箭羽散（《圣惠方》）
跌打伤痛	可配大黄、红花、赤芍等
疝气痛	可配川楝子、延胡索、荔枝核等
关节痛	常配羌活、独活、牛膝等
虫积腹痛	可配苦楝皮、槟榔、南瓜子
疹毒瘙痒	可配白蒺藜、地肤子、蛇床子

凌霄花 →

🐚 味酸，微寒。主妇人乳余疾；崩中；癥瘕血闭，寒热羸瘦；养胎。生川谷。

【白话解析】

味酸，性微寒。主治女性产后疾病、大出血、腹中有肿块、闭经，以及身体发寒发热、虚弱消瘦。本品活血破瘀，孕妇忌用。生长在山川河谷处。

主治示意图

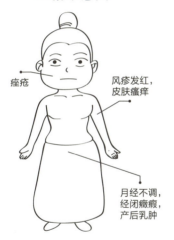

痤疮

风疹发红，皮肤瘙痒

月经不调，经闭癥瘕，产后乳肿

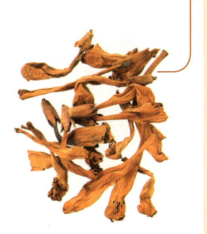

• 用量用法：
5～9克，煎服。
外用：适量。

孕妇慎用。

配伍应用

病症	配方
血瘀经闭	可与当归、红花、赤芍等同用，如紫葳散（《妇科玉尺》）
瘀血癥瘕积聚	可配鳖甲、牡丹皮等用，如鳖甲煎丸（《金匮要略》）
跌打损伤	可单用捣敷，也可配乳香、没药等用
周身瘙痒	可单以本品为末，酒调服（《医学正传》）
风疹、皮癣	配雄黄、黄连、天南星等为末外搽，如凌霄花散（《证治准绳》）
血热便血、崩漏	可单用研末冲服，亦可与地榆、槐花、生地黄等同用

读书笔记

紫菀

味苦，温。主欬逆上气，胸中寒热结气；去蛊毒；痿蹷（jué）；安五脏。生山谷。

【白话解析】

味苦，性温。主治咳嗽、吸气困难，胸中有寒热邪气郁结不散致人胸闷烦躁，受风后四肢无力不能行走，还能补益五脏。生长在山谷中。

- 功效：
润肺下气，消痰止咳。

- 用量用法：
5～10克，煎服。外感暴咳生用，肺虚久咳蜜炙用。

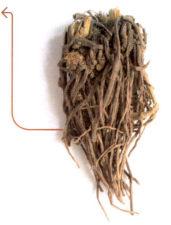

有实热便秘及阴液亏虚引起的便秘者当慎重用，或配伍使用。

主治示意图

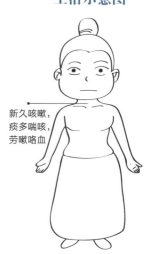

新久咳嗽，痰多喘咳，劳嗽咯血

读书笔记

配伍应用

病症	配方
风寒犯肺、咳嗽咽痒、咳痰不爽	配荆芥、桔梗、百部等，如止嗽散（《医学心悟》）
阴虚劳嗽、痰中带血	配阿胶、贝母等，如王海藏紫菀汤

牛黄

味苦，平。主惊痫；寒热，热盛狂痓，除邪逐鬼。生平泽。

• 功效：
清心，豁痰，开窍，凉肝，息风，解毒。

【白话解析】

味苦，性平。主治惊恐、癫痫，发冷发热，高热使人精神失常、全身筋脉痉挛，并能镇静安神。生长在平原。

主治示意图

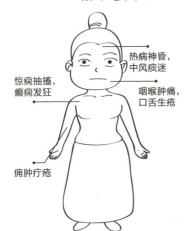

热病神昏，中风痰迷

惊痫抽搐，癫痫发狂

咽喉肿痛，口舌生疮

痈肿疔疮

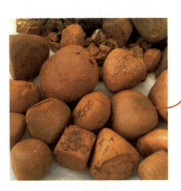

孕妇慎用。

• 用量用法：
0.15～0.35 克，多入丸、散用。外用：适量，研末敷患处。

配伍应用

病症	配方
温热病热入心包及中风，惊风、癫痫等痰热阻闭心窍所致神昏谵语，高热烦躁，口噤舌謇，痰涎壅塞等症	常与麝香、冰片、朱砂、黄连、栀子等配伍，如安宫牛黄丸（《温病条辨》）
小儿急惊风之壮热神昏、惊厥抽搐等症	每与朱砂、全蝎、钩藤等配伍，如牛黄散（《证治准绳》）
火毒郁结之口舌生疮、咽喉肿痛、牙痛	常与黄芩、雄黄、大黄等同用，如牛黄解毒丸（《全国中药成药处方集》）
咽喉肿痛、溃烂	可与珍珠为末吹喉，如珠黄散（《绛囊撮要》）
痈疽、疔毒、疖肿等	与金银花、草河车、甘草同用，如牛黄解毒丸（《保婴撮要》）

夏枯草 《

清肝泻火 散结消肿

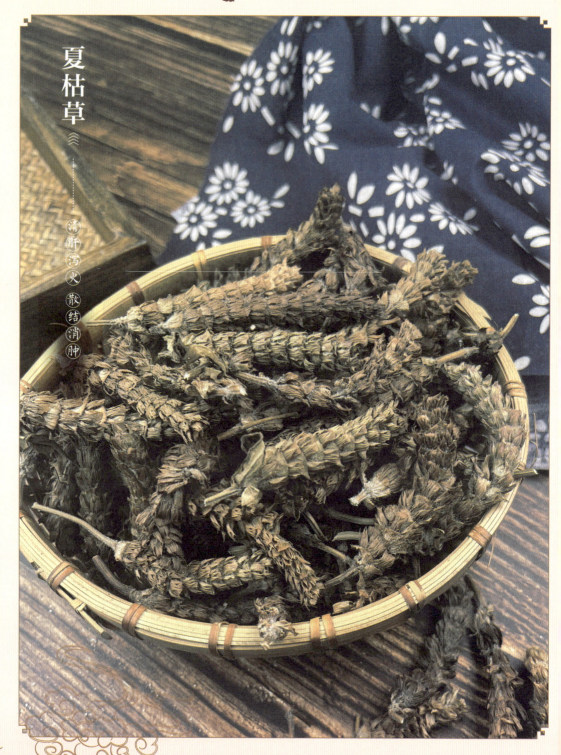

第三章

本经下品

　　《神农本草经》下品药的主要功效是祛除病邪，这些药可作佐使药，多数有毒或药性峻猛，容易克伐人体正气，使用时一般病愈即止，不可过量使用。如大黄、附子、甘遂、巴豆等。

代赭

🐚 味苦，寒。主鬼疰；贼风；蛊毒；杀精物恶鬼；腹中毒邪气，女子赤沃漏下。一名须丸。生山谷。

• 功效：
平肝潜阳，重镇降逆，凉血止血。

【白话解析】

味苦，性寒。主治肺痨、贼风侵袭、毒虫咬伤、精神失常，祛除腹中郁结的毒邪之气，调理女性白带带血、月经不调。别名须丸。产于山谷中。

• 用量用法：
10～30克，先煎。

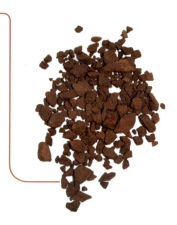

孕妇慎用。

• 读书笔记

主治示意图

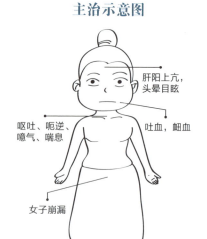

肝阳上亢，头晕目眩

呕吐、呃逆、嗳气、喘息

吐血、衄血

女子崩漏

配伍应用

病症	配方
肝阳上亢所致的头目眩晕、目胀耳鸣等症	常与怀牛膝、生龙骨、生牡蛎、生白芍等同用，如镇肝息风汤、建瓴汤（《医学衷中参西录》）
胃气上逆之呕吐、呃逆、嗳气不止等症	常与旋覆花、半夏、生姜等配伍，如旋覆代赭汤（《伤寒论》）
哮喘有声、卧睡不得	单用本品研末，米醋调服取效（《普济方》）
吐血、衄血	单用本品煅烧醋淬，研细调服（《斗门方》）
崩中淋沥不止	用代赭石研为细末，醋汤调服（《普济方》）

大黄

🍃 味苦，寒。主下瘀血；血闭；寒热；破癥瘕、积聚；留饮宿食，荡涤肠胃，推陈致新，通利水谷，调中化食，安和五脏。生山谷。

【白话解析】

味苦，性寒。能祛瘀血，调理女性闭经，消除恶寒发热，消除腹中肿块，消解积食不消化，清理肠胃，促进新陈代谢，促进食物的消化吸收，还能补益五脏。生长在山谷中。

主治示意图

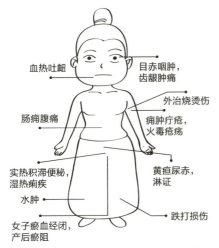

血热吐衄

目赤咽肿，齿龈肿痛

外治烧烫伤

肠痈腹痛

痈肿疔疮，火毒疮疡

实热积滞便秘，湿热痢疾

黄疸尿赤，淋证

水肿

跌打损伤

女子瘀血经闭，产后瘀阻

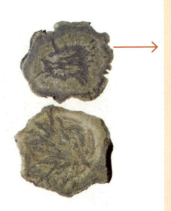

孕妇及月经期、哺乳期妇女慎用。

• 功效：
泻下攻积，清热泻火，凉血解毒，逐瘀通经，利湿退黄。酒大黄善清上焦血分热毒；熟大黄泻下力缓，泻火解毒；大黄炭凉血化瘀止血。

• 用量用法：
3～15克，煎服；用于泻下不宜久煎。外用：适量，研末调敷患处。

✏ 读书笔记

配伍应用

病症	配方
火邪上炎所致的目赤、咽喉肿痛、牙龈肿痛等症	与黄芩、栀子等药同用，如凉膈散（《和剂局方》）
妇女产后瘀阻腹痛、恶露不尽	常与桃仁、土鳖虫等同用，如下瘀血汤（《金匮要略》）
湿热黄疸	常配茵陈、栀子，如茵陈蒿汤（《伤寒论》）
湿热淋证	常配木通、车前子、栀子等，如八正散（《和剂局方》）
烧烫伤	可单用粉，或配地榆粉，用麻油调敷患处

当归

🌀 味甘，温。主欬逆上气；温疟热洗洗在皮肤中；妇人漏下绝子；诸恶疮疡、金疮，煮饮之。一名乾归。生川谷。

【白话解析】

味甘，性温。治疗咳嗽气喘，温疟引起的发冷发热、关节及皮肤疼痛，调理女性月经不调、不孕，改善长期不愈的恶疮、刀伤。加水煮后饮用。别名乾归。生长在山川河谷处。

- **功效：**
补血活血，调经止痛，润肠通便。酒当归活血通经。

- **温疟：** 疟疾的一种。

- **用量用法：**
6～12克，煎服。

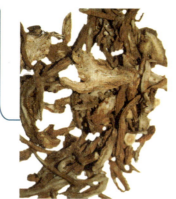

热盛出血患者禁服，湿盛中满及大便溏泄者慎服。

主治示意图

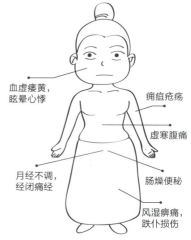

血虚萎黄，眩晕心悸

痈疽疮疡

虚寒腹痛

月经不调，经闭痛经

肠燥便秘

风湿痹痛，跌仆损伤

配伍应用

病症	配方
气血两虚	常配黄芪、人参补气生血，如当归补血汤（《兰室秘藏》）、人参养荣汤（《温疫论》）
血虚萎黄	常与熟地黄、白芍、川芎配伍，如四物汤（《和剂局方》）
疮疡初起的肿胀疼痛	与银花、赤芍、天花粉等同用，如仙方活命饮（《妇人良方》）

蔓椒

味苦，温。主风寒湿痹，历节痛，除四肢厥气，膝痛。一名家椒。生川谷及丘冢间。

【白话解析】

味苦，性温。治疗风寒所致的四肢麻木、关节疼痛，消除四肢逆冷、膝盖疼痛。别名家椒。产于山川河谷处或小土包上。

主治示意图

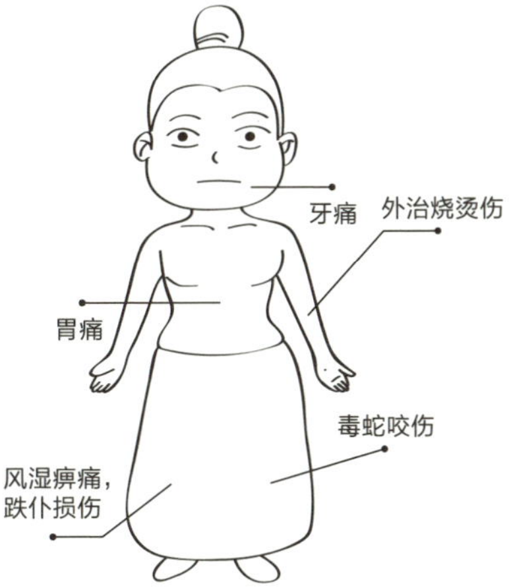

牙痛
外治烧烫伤
胃痛
毒蛇咬伤
风湿痹痛，跌仆损伤

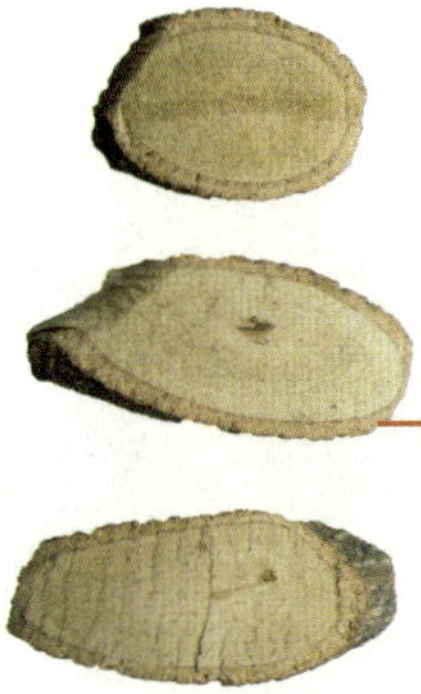

不能过量服用；忌与酸味食物同服。

- 功效：活血化瘀，行气止痛，祛风通络，解毒消肿。
- 用量用法：5～10克。外用：适量，研末调敷或煎水洗患处。

配伍应用

病症	配方
跌仆闪挫、伤经动脉、瘀血停蓄、经气不利	可配牛膝
风寒湿痹	常配麻黄等
外感风寒热邪或胃热内蕴而致龈肿齿痛	可配生石膏
风寒湿邪、闭阻经络、气血不畅、关节肿痛	配防风等
肝脾失调、气滞不和、脘腹疼痛、泄痢下重	可配白芍
肺失宣发、头面水肿、小便不利	可配浮萍等

读书笔记

葶苈

🌀 味辛，寒。主癥瘕积聚结气；饮食寒热；破坚逐邪，通利水道。一名大室，一名大适。生平泽及田野。

【白话解析】

　　味辛，性寒。主治腹部肿块、气血郁结，改善饮食不调，调理身体恶寒发热，祛除顽固的病邪，并能通利水道。别名大室、大适。生长在平原水草丛生的地方及田野上。

- 功效：
泻肺平喘，行水消肿。

- 用量用法：
3～10克，包煎。

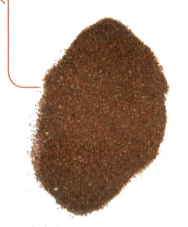

葶苈子遇水发黏，不宜用水淘洗。肺虚咳喘，脾虚肿满，肾虚水肿者慎服；不宜久服。

主治示意图

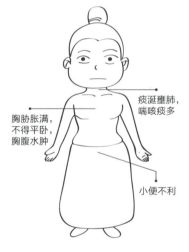

痰涎壅肺，喘咳痰多

胸胁胀满，不得平卧，胸腹水肿

小便不利

配伍应用

病症	配方
腹水肿满属湿热蕴阻	配防己、椒目、大黄，即已椒苈黄丸（《金匮要略》）
结胸、胸水、腹水肿满	配杏仁、大黄、芒硝，即大陷胸丸（《伤寒论》）

读书笔记

泽漆

🐚 味苦，微寒。主皮肤热；大腹水气，四肢面目浮肿；丈夫阴气不足。生川泽。

【白话解析】

味苦，性微寒。主治皮肤发热，上腹疼痛，四肢、面部和眼睛水肿，男性肾气不足。生长在河边沼泽水草丛生处。

主治示意图

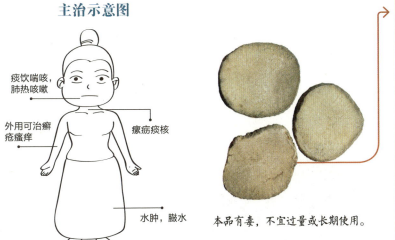

痰饮喘咳，
肺热咳嗽

外用可治癣
疮瘙痒

瘰疬痰核

水肿，臌水

本品有毒，不宜过量或长期使用。

• 功效：
利水消肿，化痰止咳，解毒散结。

• 用量用法：
5～10克，煎服。外用：适量，捣汁或研末外用。

配伍应用

病症	配方
通身水肿、腹水胀满	可与赤小豆、茯苓等同用
痰饮喘咳	与半夏、生姜、桂枝等同用，如泽漆汤（《金匮要略》）
肺热咳喘	可与桑白皮、地骨皮等同用
瘰疬	单味熬成膏，以椒、葱、槐枝煎汤洗净患处，再搽此膏，也可配伍浙贝母、夏枯草、牡蛎等（《便民图纂方》）
癣疮	单味为末，油调搽之（《卫生易简方》）

✏️ 读书笔记

旋覆花

味咸，温。主结气胁下满；惊悸；除水；去五脏间寒热；补中；下气。一名金沸草，一名盛椹。生平泽、川谷。

【白话解析】

味咸，性温。主治气血郁结所致的胁下胀满、恐惧不安，还能利尿、消除五脏间的寒热邪气、补益脾胃、使气下行。别名金沸草、盛椹。生长在平原水草丛生的地方或山川河谷处。

• 功效：
降气，消痰，行水，止呕。

下气：即降逆，降气。

• 用量用法：
3～9克，包煎。

读书笔记

主治示意图

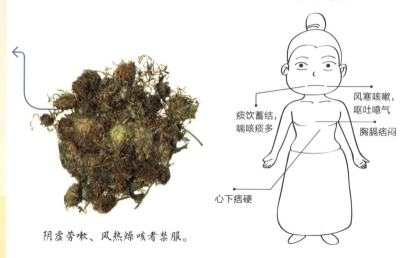

风寒咳嗽，呕吐噫气

痰饮蓄结，喘咳痰多

胸膈痞闷

心下痞硬

阴虚劳嗽、风热燥咳者禁服。

配伍应用

病症	配方
寒痰咳喘	常配紫苏子、半夏
痰热	须配桑白皮、瓜蒌以清热化痰
顽痰胶结、胸中满闷	配海浮石、海蛤壳等以化痰软坚
痰浊中阻、胃气上逆而噫气呕吐、胃脘痞鞕	配代赭石、半夏、生姜等，如旋覆代赭汤（《伤寒论》）

蚤休 ——————→

• 功效：
清热解毒，消肿
止痛，凉肝定惊。

🐚 味苦，微寒。主惊痫摇头弄舌；热气在腹中；癫疾；痈疮；阴蚀；下三虫；去蛇毒。一名蚩休。生川谷。

【白话解析】

味苦，性微寒。主治惊风癫痫、摇头弄舌，祛除腹中积聚的热邪之气，调理精神失常、痈疮、外阴溃疡，驱除蛔虫、赤虫、蛲虫三种人体肠道寄生虫，还能解蛇毒。别名蚩休。生长在山川河谷处。

主治示意图

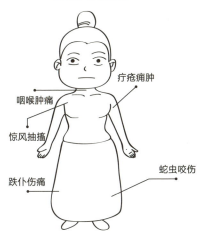

疗疮痈肿
咽喉肿痛
惊风抽搐
跌仆伤痛
蛇虫咬伤

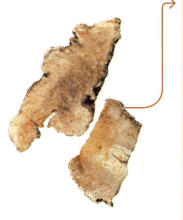

• 用量用法：
3～9克。外用：
适量，研末调敷。

虚寒证，阴证外疡及孕妇禁服。

✏ 读书笔记

配伍应用

病症	配方
急性咽喉炎、扁桃体炎、白喉	均可用蚤休研末吞服，也可配牛胆、苦瓜、冰片研末吹喉
毒蛇咬伤轻症	可单用蚤休内服外涂，或与半边莲、半枝莲、白花蛇舌草等同用；火毒旺可加配大黄、紫花地丁、野菊花等
小儿胎风、手足搐搦	单用蚤休研末服（《卫生易简方》）；或与钩藤、蝉蜕、全蝎等同用

狼毒

🐚 味辛，平。主欬逆上气；破积聚；饮食寒热；水气；恶疮；鼠瘘；疽蚀；鬼精蛊毒。杀飞鸟走兽。一名续毒。生山谷。

【白话解析】

味辛，性平。主治咳嗽气喘、呼吸困难，消除腹中肿块、积食、水肿、恶疮、淋巴结结核，调理急性湿疹、毒虫咬伤。能毒死飞鸟走兽。别名续毒。生长在山谷中。

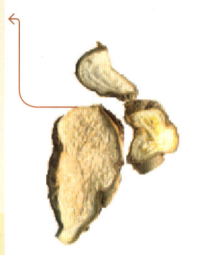

不宜与密陀僧同用。

主治示意图

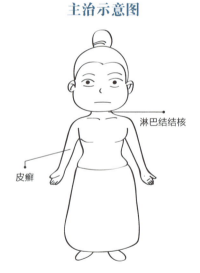

淋巴结结核

皮癣

萹蓄 ———————➤

🍥 味苦，平。主治浸淫疥瘙疽痔，杀三虫。生山谷。

【白话解析】

味苦，性平。主治急性湿疹、疥疮瘙痒、疽（jū）疮、痔疮，能驱除蛔虫、赤虫、蛲虫三种人体肠道寄生虫。其生长在山谷中。

主治示意图

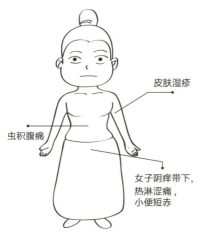

皮肤湿疹

虫积腹痛

女子阴痒带下，
热淋涩痛，
小便短赤

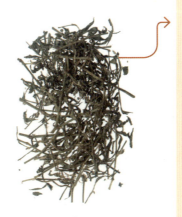

无湿热水肿者、体弱津亏者不宜服用。

配伍应用

病症	配方
热淋、石淋	常与木通、瞿麦、车前子同用，如八正散（《和剂局方》）
血淋	与大蓟、小蓟、白茅根等同用
小儿蛲虫、下部痒	单味水煎，空腹饮之，还可用本品煎汤，熏洗肛门（《食医心镜》）
湿疹、湿疮、阴痒等症	可单味煎水外洗，也可配伍地肤子、蛇床子、荆芥等煎水外洗

✎ 读书笔记

商陆

🐚 味辛,平。主水胀;癥瘕;痹;熨除痈肿;杀鬼精物。一名夜呼。生川谷。

【白话解析】

味辛,性平。主治水肿胀满、腹中有肿块、肢体疼痛麻木及屈伸不利。用其外贴患处能消除痈肿,还可用于治疗精神分裂症。别名夜呼。生长在山川河谷处。

- 功效:
逐水消肿,通利二便;外用解毒散结。

- 用量用法:
3~9克,煎服。醋制以降低毒性。外用:适量,煎汤薰洗。

孕妇禁用。

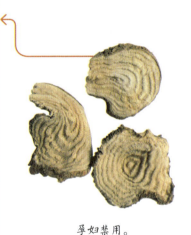

✏ 读书笔记

主治示意图

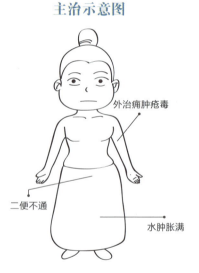

外治痈肿疮毒

二便不通

水肿胀满

配伍应用

病症	配方
水肿臌胀、大便秘结、小便不利的水湿肿满实证	单用有效;或与鲤鱼、赤小豆煮食;或与泽泻、茯苓皮等同用,如疏凿饮子(《济生方》);也可将本品捣烂,入麝香少许,贴于脐上,以利水消肿
疮疡肿毒、痈肿初起	可用鲜商陆根,酌加食盐,捣烂外敷

乌头

🌀 味辛，温。主中风，恶风洗洗，出汗；除寒湿痹；欬逆上气，破积聚，寒热，其汁煎之，名射罔，杀禽兽。一名奚毒，一名即子，一名乌喙。生山谷。

【白话解析】

味辛，性温。主治风邪所伤引起的寒战，能发汗，可调理寒湿所致的风湿病，改善咳嗽气喘，消除腹中肿块，清除寒热邪气。用其煎煮出的乌头汁，别名射罔，能毒死飞禽走兽。别名奚毒、即子、乌喙。生长在山谷中。

• 功效:
祛风除湿，温经止痛。

• 用量用法:
1.5～3克，煎服。
外用：适量。

主治示意图

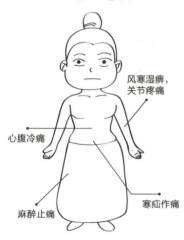

风寒湿痹，关节疼痛

心腹冷痛

麻醉止痛

寒疝作痛

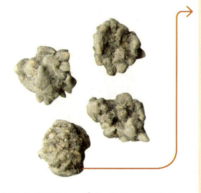

生品内服宜慎；孕妇忌用；不宜与半夏、瓜蒌、瓜蒌子、瓜蒌皮、天花粉、川贝母、浙贝母、平贝母、伊贝母、湖北贝母、白蔹、白及同用。

✏️ 读书笔记

配伍应用

病症	配方
寒湿瘀血留滞经络、肢体筋脉挛痛、关节屈伸不利、日久不愈	与草乌、地龙、乳香等同用，如活络丹（《和剂局方》）
心痛彻背、背痛彻心	常配赤石脂、干姜、蜀椒等，如乌头赤石脂丸（《金匮要略》）
寒疝、绕脐腹痛、手足厥冷	多与蜂蜜同煎，如大乌头煎（《金匮要略》）

附子

🐚 味辛，温。主风寒咳逆邪气；温中；金疮；破癥坚、积聚血瘕；寒湿踒躄；拘挛膝痛不能行步。生山谷。

【白话解析】

味辛，性温。主治风寒引起的咳嗽气喘，能温补脾胃，并能治疗金属利器造成的创伤疼痛、腹中肿瘤、瘀血肿块，调理寒湿引起的下肢瘫软、膝盖拘挛疼痛不能走路。生长在山谷中。

• 功效：
回阳救逆，补火助阳，散寒止痛。

• 用量用法：
3～15克，先煎，久煎。

主治示意图

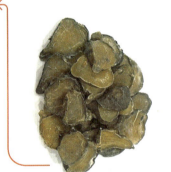

孕妇慎用；不宜与半夏、瓜蒌、瓜蒌子、瓜蒌皮、天花粉、川贝母、浙贝母、平贝母、伊贝母、湖北贝母、白蔹、白及同用。

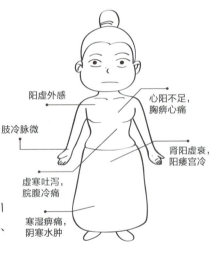

阳虚外感
肢冷脉微
心阳不足，胸痹心痛
肾阳虚衰，阳痿宫冷
虚寒吐泻，脘腹冷痛
寒湿痹痛，阴寒水肿

✏ 读书笔记

配伍应用

病症	配方
亡阳兼气脱	本品能回阳救逆，人参能大补元气，二者同用，如参附汤（《正体类要》）
肾阳不足、命门火衰所致阳痿滑精、宫寒不孕、腰膝冷痛、夜尿频多	配肉桂、山茱萸、熟地黄等，如右归丸（《景岳全书》）
脾肾阳虚、寒湿内盛所致的脘腹冷痛、大便溏泻	配党参、白术、干姜等，如附子理中汤（《和剂局方》）

射干

🌀 味苦，平。主欬逆上气；喉闭，咽痛，不得消息；散结气，腹中邪逆；食饮大热。一名乌扇，一名乌蒲。生川谷。

【白话解析】

味苦，性平。主治咳嗽气喘、呼吸困难、咽喉肿痛、气血郁结、腹部疾病，除高热。别名乌扇、乌蒲。生长在山川河谷处。

主治示意图

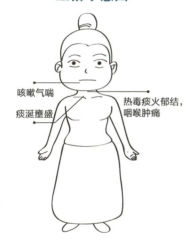

咳嗽气喘
痰涎壅盛

热毒痰火郁结，
咽喉肿痛

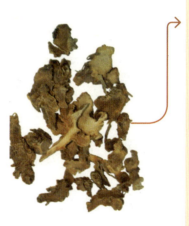

病无实热、脾虚便溏者及孕妇禁服。

配伍应用

病症	配方
热毒痰火郁结、咽喉肿痛	可单用本品，如射干汤（《圣济总录》）；或与升麻、甘草等同用
外感风热、咽痛音哑	常与荆芥、连翘、牛蒡子同用
肺热咳喘、痰多而黄	常与桑白皮、桔梗等同用
治疗寒痰咳喘、痰多清稀	与麻黄、细辛、生姜、半夏等配伍，如射干麻黄汤（《金匮要略》）

• 功效：
清热解毒，消痰，利咽。

• 用量用法：
3～10克，煎服。

✏️读书笔记

积雪草

🐚 味苦，寒。主大热；恶疮、痛疽、浸淫、赤煤(biāo)皮肤赤，身热。生川谷。

【白话解析】

味苦，性寒。主治严重高热、久不愈合的疮疡溃烂、化脓性疾病、皮肤出现赤色丹疹及身体发热。其生长在山川河谷处。

- 功效：
  清热利湿，解毒消肿。

- 用量用法：
  15～30克。

主治示意图

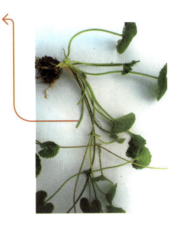

虚寒者不宜。

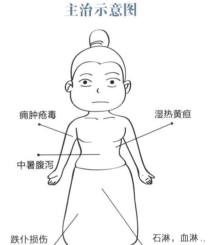

痈肿疮毒　　湿热黄疸
中暑腹泻
跌仆损伤　　石淋，血淋

配伍应用

病症	配方
扁桃腺炎	鲜积雪草 30 克，捣烂，绞取自然汁，频频含嗽
带状疱疹	鲜积雪草捣烂，绞取自然汁，和适量生糯米擂如糊状，涂搽患处
尿道结石	积雪草适量，煎水服
小儿暑疖	鲜积雪草 30～60 克，水煎，加冰糖代茶饮

✏️ 读书笔记

皂荚

味辛，咸，温。主风痹死肌；邪气风头，泪出；利九窍；杀精物。生川谷。

• 功效：
祛顽痰，通窍开
闭，祛风杀虫。

【白话解析】

　　味辛、咸，性温。主治风湿、肌肉僵硬，风邪所致的头痛、流泪，能使九窍通利，杀精怪、鬼物。其生长在山川河谷处。

精物：旧称致病
的精怪、鬼物。

主治示意图

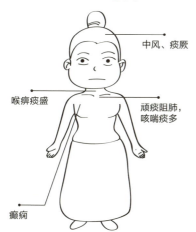

中风、痰厥
喉痹痰盛
顽痰阻肺，咳喘痰多
癫痫

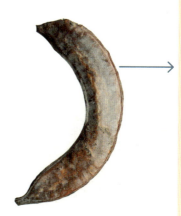

• 用量用法：
1～1.5克，研末
服；也可入汤剂，
1.5～5克。外用：
适量。

孕妇、气虚阴亏及有出血倾向者忌用。

配伍应用

病症	配方
咳喘痰多	配麻黄、猪胆汁制成片剂服用
中风、痰厥、癫痫、喉痹等痰涎壅盛、关窍阻闭	配细辛共研为散，吹鼻取嚏，即通关散（《丹溪心法附余》）；或配明矾为散，温水调服，涌吐痰涎，而达豁痰开窍醒神之效，即稀涎散（《传家秘宝》）

✎读书笔记

麻黄

🐚 味苦，温。主中风、伤寒头痛；瘟疟，发表出汗，去邪热气；止欬逆上气，除寒热；破癥坚积聚。一名龙沙。生山谷。

【白话解析】

味苦，性温。主治中风、伤寒引起的头痛；调理温疟，可解表发汗、驱除热邪之气；止咳、平喘；改善恶寒发热；消肿块。别名龙沙。生长在山谷中。

- 功效：
  发汗散寒，宣肺平喘，利水消肿。

- 用量用法：
  2～10克，煎服。发汗解表宜生用，止咳平喘多炙用。

✏️读书笔记

主治示意图

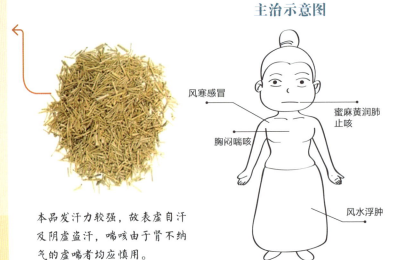

本品发汗力较强，故表虚自汗及阴虚盗汗，喘咳由于肾不纳气的虚喘者均应慎用。

风寒感冒

蜜麻黄润肺止咳

胸闷喘咳

风水浮肿

配伍应用

病症	配方
风寒外郁、腠理闭密无汗的外感风寒表实证	每与桂枝相须为用，如麻黄汤（《伤寒论》）
寒痰停饮、咳嗽气喘、痰多清稀	常配伍细辛、干姜、半夏等，如小青龙汤（《伤寒论》）
肺热壅盛、高热喘急	与石膏、杏仁、甘草配用，以清肺平喘，如麻杏甘石汤（《伤寒论》）

半夏

味辛，平。主伤寒寒热心下坚，下气；喉咽肿痛；头眩；胸胀欬逆，肠鸣，止汗。一名地文，一名水玉。生川谷。

【白话解析】

味辛，性平。主治外感伤寒引起的恶寒发热、胃痛，可使郁气下行，改善咽喉肿痛、头目眩、胸中胀满、咳嗽气喘、肠鸣，能止汗。别名地文、水玉。其生长在山川河谷处。

• 用量用法：
3～9克，内服一般炮制后使用。外用：适量，磨汁涂或研末以酒调敷患处。

主治示意图

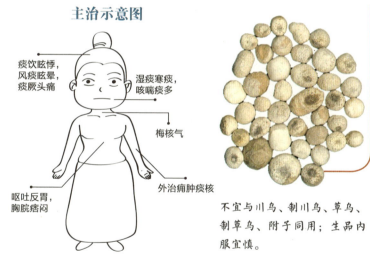

痰饮眩悸，风痰眩晕，痰厥头痛

湿痰寒痰，咳喘痰多

梅核气

呕吐反胃，胸脘痞闷

外治痈肿痰核

不宜与川乌、制川乌、草乌、制草乌、附子同用；生品内服宜慎。

✏ 读书笔记

配伍应用

病症	配方
痰湿壅滞之咳喘声重、痰白质稀	常配陈皮、茯苓同用，如二陈汤（《和剂局方》）
湿痰上犯清阳之头痛、眩晕，甚则呕吐痰涎	配天麻、白术，以化痰息风，如半夏白术天麻汤（《古今医鉴》）
痰热阻滞致心下痞满	常配干姜、黄连、黄芩以苦辛通降、开痞散结，如半夏泻心汤（《伤寒论》）
梅核气、气郁痰凝	配紫苏、厚朴、茯苓等，以行气解郁、化痰散结，如半夏厚朴汤（《金匮要略》）

款冬

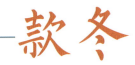

- 功效：
  润肺下气，止咳
  化痰。

🐚 味辛，温。主咳逆上气善喘；喉痹；诸惊痫寒热邪气。一名橐（tuó）吾，一名颗东，一名虎须，一名菟奚。生山谷。

【白话解析】

味辛，性温。主治咳嗽气逆时经常伴有哮喘、咽喉肿痛，受惊吓引起腹泻、腹痛、心烦，外感邪气所致的恶寒发热。别名橐吾、颗东、虎须、菟奚。生长在山谷中。

- 用量用法：
  5～10克，煎服。
  外感暴咳宜生
  用，内伤久咳宜
  炙用。

主治示意图

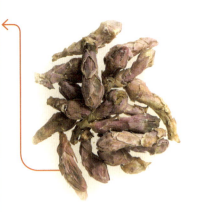

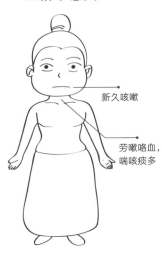

新久咳嗽

劳嗽咯血，
喘咳痰多

恶皂角、硝石、玄参，畏贝母、辛夷、麻黄、黄芪、黄芩、黄连、青葙。肺火盛者慎服。

配伍应用

病症	配方
咳嗽偏寒	可与干姜、紫菀、五味子同用，如款冬煎（《千金方》）
肺热咳喘	配知母、桑叶、川贝母，如款冬花汤（《圣济总录》）
喘咳日久痰中带血	常配百合，如百花膏（《济生方》）
肺痈咳吐脓痰	可配桔梗、薏苡仁等，如款花汤（《疮疡经验全书》）

牡丹皮

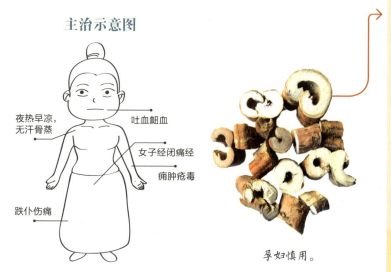

味辛，寒。主寒热；中风瘛疭、痉、惊、痫邪气；除癥坚，瘀血留舍肠胃；安五脏；疗痈疮。一名鹿韭，一名鼠姑。生山谷。

【白话解析】

味辛，性寒。主治发冷发热、中风、抽搐、痉挛、惊恐癫痫，消腹内肿块，消散存留在胃肠的瘀血，补益五脏，疗痈疮。别名鹿韭、鼠姑。生长在山谷中。

主治示意图

夜热早凉，无汗骨蒸
吐血衄血
女子经闭痛经
痈肿疮毒
跌仆伤痛

孕妇慎用。

- 功效：
清热凉血，活血化瘀。

- 用量用法：
6～12克，煎服。清热凉血宜生用，活血祛瘀宜酒炙用。

✎ 读书笔记

配伍应用

病症	配方
血热吐衄	可配生地黄、大蓟、茜草根等，如十灰散（《十药神书》）
无汗骨蒸	常配鳖甲、知母、生地黄等，如青蒿鳖甲汤（《温病条辨》）
血滞经闭、痛经	可配桃仁、川芎、桂枝等，如桂枝茯苓丸（《金匮要略》）

防己

🐌 味辛，平。主风寒温疟；热气诸痫；除邪、利大小便。一名解离。生川谷。

【白话解析】

味辛，性平。主治先发冷后发热、关节疼痛的伤寒发疟，热邪所致的各种痫症，祛除病邪、预防疾病，利尿通便。别名解离。生长在山川河谷处。

主治示意图

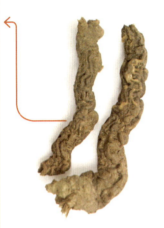

阴虚而无湿热者慎服。

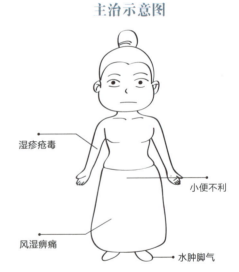

湿疹疮毒

小便不利

风湿痹痛

水肿脚气

配伍应用

病症	配方
风湿痹证湿热偏盛、肢体酸重、关节红肿疼痛、湿热身痛	常与滑石、薏苡仁、蚕沙、栀子等配伍，如宣痹汤（《温病条辨》）
风水脉浮、身重汗出恶风	常与黄芪、白术、甘草等配伍，如防己黄芪汤（《金匮要略》）
一身悉肿、小便短少	与茯苓、黄芪、桂枝等同用，如防己茯苓汤（《金匮要略》）
湿热腹胀水肿	与椒目、葶苈子、大黄合用，即己椒苈黄丸（《金匮要略》）

黄芩

味苦，平。主诸热；黄疸；肠澼泄痢，逐水；下血闭；恶疮疽蚀；火疡。一名腐肠。生川谷。

• 功效：
清热燥湿，泻火解毒，止血，安胎。

【白话解析】

味苦，性平。主治各种发热、黄疸症、腹泻、痢疾，除水湿，调理女性闭经，改善恶疮化脓、烧伤溃烂。别名腐肠。生长在山川河谷处。

主治示意图

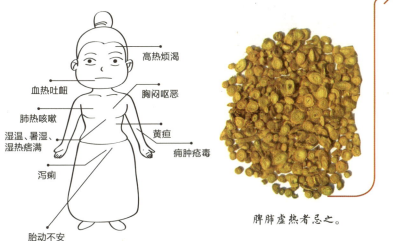

高热烦渴
血热吐衄
胸闷呕恶
肺热咳嗽
湿温、暑湿、湿热痞满
黄疸
痈肿疮毒
泻痢
胎动不安

脾肺虚热者忌之。

• 用量用法：
3～10克，煎服。清热多生用，安胎多炒用，清上焦热可酒灸用，止血可炒炭用。

📝 读书笔记

配伍应用

病症	配方
湿温、暑湿证、湿热阻遏气机而致胸闷恶心呕吐、身热不扬、舌苔黄腻	常配滑石、白豆蔻、通草等，如黄芩滑石汤（《温病条辨》）
湿热中阻、痞满呕吐	配黄连、干姜、半夏等，如半夏泻心汤（《伤寒论》）
大肠湿热之泄泻、痢疾	配黄连、葛根等同用，如葛根黄芩黄连汤（《伤寒论》）
肺热咳嗽气喘	配苦杏仁、桑白皮、苏子，如清肺汤（《万病回春》）

地榆

🌀 味苦，微寒。主妇人乳痓痛；七伤；带下病；止痛；除恶肉；止汗；疗金疮。生山谷。

【白话解析】

味苦，性微寒。治疗女性分娩时痉挛抽痛、各种虚损性疾病、带下病，能止痛、去除疣赘、止汗，疗愈刀伤。生长在山谷中。

- 功效：
凉血止血，解毒敛疮。

痓：筋肉强急挛缩。

- 用量用法：
9～15克，煎服。
外用：适量，研末涂敷患处。

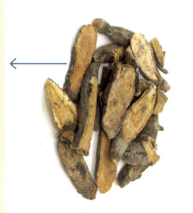

本品性寒酸涩，凡虚寒性便血、下痢、崩漏及出血有瘀者慎用。

主治示意图

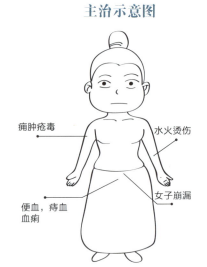

痈肿疮毒　水火烫伤
便血、痔血血痢　女子崩漏

✏️读书笔记

配伍应用

病症	配方
便血因于热甚	常配伍生地黄、白芍、黄芩、槐花等，如约营煎（《景岳全书》）
痔疮出血、血色鲜红	常与槐角、防风、黄芩、枳壳等配伍，如槐角丸（《和剂局方》）
血热甚、崩漏量多色红，兼见口燥唇焦	可与生地黄、黄芩、牡丹皮等同用，如治崩极验方（《女科要旨》）
血痢不止	常与甘草同用，如地榆汤（《圣济总录》）

泽兰

🐚 味苦，微温。主乳妇内衄(nǜ)、中风馀(yú)疾；大腹水肿，身面、四支浮肿，骨节中水；金疮痈肿疮脓。一名虎兰，一名龙枣。生大泽傍。

【白话解析】

味苦，性微温。主治女性产后体内有瘀血、中风后遗症、腹部水肿、全身水肿、关节有积液，能疗刀伤，破痈肿排脓。别名虎兰、龙枣。生长在湖泊岸边。

主治示意图

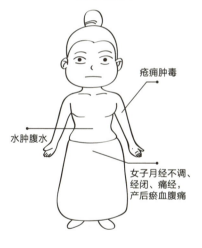

疮痈肿毒

水肿腹水

女子月经不调、经闭、痛经，产后瘀血腹痛

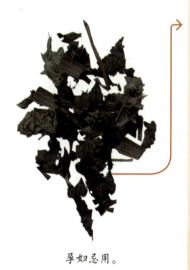

孕妇忌用。

✏️ 读书笔记

配伍应用

病症	配方
妇科经产瘀血病证	常配伍当归、川芎、香附等同用，如泽兰汤（《医学心悟》）
血瘀而兼血虚	与当归、白芍等同用，以活血补血，如泽兰汤（《济阴纲目》）
疮痈肿毒	可单用捣碎，也可配伍金银花、黄连、赤芍等用，如夺命丹（《外科全生集》）
产后水肿	以本品与防己等分为末，醋汤调服（《随身备急方》）

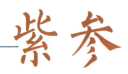

紫参

味苦，寒。主心腹积聚；寒热邪气；通九窍，利大小便。一名牡蒙。生山谷。

【白话解析】

味苦，性寒。治疗胃腹内有肿块、寒热疾病，能通利九窍、利尿通便。别名牡蒙。生长在山谷中。

- 功效：
  活血化瘀，清热利湿，散结消肿。

- 用量用法：
  6～15克，煎汤，或捣汁。外用：适量，捣敷。

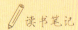 读书笔记

主治示意图

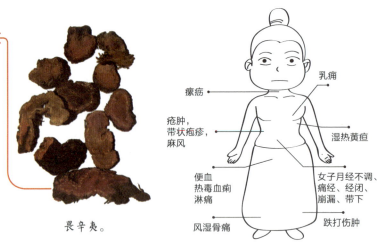

畏辛夷。

瘰疬
乳痈
疮肿，带状疱疹，麻风
湿热黄疸
便血
热毒血痢
淋痛
女子月经不调、痛经、经闭、崩漏、带下
风湿骨痛
跌打伤肿

配伍应用

病症	配方
带状疱疹	可与大青叶、紫草、甘草、紫花地丁等同用
肠癌	与山慈菇、浙贝母、地龙、夏枯草、生薏苡仁等配伍

贯众

→ 功效：
清热解毒，凉血
止血，杀虫。

🐌 味苦，微寒。主腹中邪热气；诸毒；杀三虫。一名贯节，一名贯渠，一名白头，一名虎卷，一名扁符。生山谷。

【白话解析】

　　味苦，性微寒，有毒。主治腹中邪气结聚，可祛诸毒，能除蛔虫、赤虫、蛲虫三种人体肠道寄生虫。别名贯节、贯渠、白头、虎卷、扁符。生长在山谷中。

主治示意图

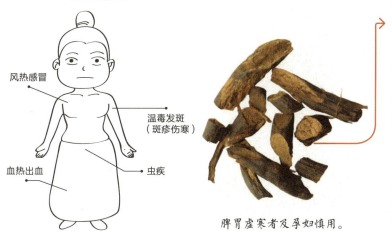

风热感冒

温毒发斑
（斑疹伤寒）

血热出血

虫疾

脾胃虚寒者及孕妇慎用。

⌐ 用量用法：
4.5～9克，煎
服。外用：适量。

✏ 读书笔记

配伍应用

病症	配方
温热毒邪所致之症	常与黄连、甘草等同用，如贯众散（《普济方》）
痄腮、温毒发斑、发疹等病症	与板蓝根、大青叶、紫草等配伍
衄血	可单味药研末调服（《本草图经》）
吐血	与黄连为伍，研末糯米饮调服，如贯众散（《圣济总录》）
便血	可配伍侧柏叶

青葙子

味苦，微寒。主邪气皮肤中热；风瘙身痒；杀三虫。子，名草决明，疗唇口青。一名草蒿，一名萋蒿。生平谷道旁。

功效：
清肝泻火，明目退翳。

【白话解析】

味苦，性微寒。主治邪气侵入皮肤使体表发热，风邪引起的皮肤瘙痒。能除蛔虫、赤虫、蛲虫三种人体肠道寄生虫。它的籽叫草决明，能治疗口唇青紫。别名草蒿、萋蒿。生长平原、河边、道路两旁。

用量用法：
9～15克，煎服。

主治示意图

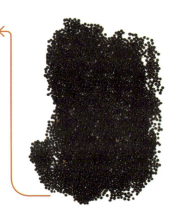

本品有扩散瞳孔作用，青光眼患者禁用。

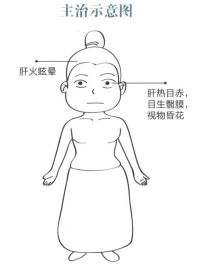

肝火眩晕

肝热目赤，目生翳膜，视物昏花

📝 读书笔记

配伍应用

病症	配方
肝火上炎所致目赤肿痛、眼生翳膜、视物昏花等	可配决明子、茺蔚子、羚羊角等，如青葙丸（《证治准绳》）
肝虚血热之视物昏花	配生地黄、玄参、车前子，如青葙丸（《医宗金鉴》）
肝肾亏损、目昏干涩	配菟丝子、肉苁蓉、山药等，如绿风还睛丸（《医宗金鉴》）

藜芦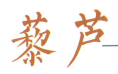

• 功效：
涌吐风痰，杀虫
疗疮。

🐚 味辛，寒。主蛊毒；欬逆；泄痢、肠澼；头疡、疥瘙、恶疮；杀诸蛊毒，去死肌。一名葱苒。生川谷。

【白话解析】

　　味辛，性寒。治疗毒虫咬伤、咳嗽、痢疾、泄泻，改善头部溃疡、疥疮、久不愈合的疮疡溃烂，还能杀虫解毒，预防肌肉僵硬。别名葱苒。生长在山川河谷处。

主治示意图

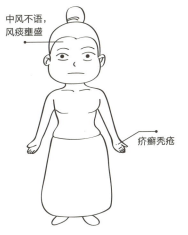

中风不语，
风痰壅盛

疥癣秃疮

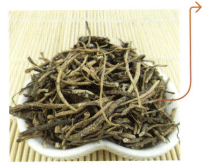

• 用量用法：
0.3～0.9克，宜
作丸、散。外用：
适量，研末油调涂。

本品毒性强烈，内服宜慎，体弱、失血患者及孕妇忌服。不宜与人参、沙参、丹参、玄参、苦参、细辛、芍药同用。

✏️ 读书笔记

配伍应用

病症	配方
疥疮	与大风子、硫黄、川椒同用，水煎外洗
皮肤湿痒	单用本品煎水，洗患处

白蔹

🐌 味苦，平。主痈肿、疽、疮；散结气，止痛；除热；目中赤；小儿惊痫；温疟；女子阴中肿痛。一名菟核，一名白草。生山谷。

【白话解析】

味苦，性平。治疗化脓性疾病痈、疽、疮疡，消散郁结之气，止痛，除热，改善眼睛赤红，调理小儿受惊吓引起的腹泻、腹痛、癫痫，疗夏日疟疾，消女性阴部肿痛。别名菟核、白草。生长在山谷中。

• 功效：
清热解毒，消痈散结，敛疮生肌。

• 用量用法：
5 ～ 10 克，煎服。外用：适量，煎汤洗或研成极细粉敷患处。

✏️ 读书笔记

主治示意图

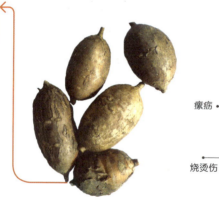

瘰疬

烧烫伤

痈疽发背疔疮

不宜与川乌、制川乌、草乌、制草乌、附子同用。

配伍应用

病症	配方
热毒壅聚、痈疮初起、红肿硬痛	可单用为末水调涂敷患处，或与金银花、连翘、蒲公英等同煎内服，以消肿散结；若疮痈脓成不溃，可与苦参、天南星、皂角等制作膏药外贴；若疮疡溃后不敛，可与白及、络石藤共研细末，干撒疮口，如白蔹散（《鸡峰普济方》）

白头翁

味苦，温。主温疟；狂易寒热，癥瘕积聚；瘿气；逐血止痛；金疮。一名野丈人，一名胡王使者。生川谷。

瘿：即颈部的瘤。

【白话解析】

味苦，性温。治疗温疟、精神失常，除寒热、腹内肿块、甲状腺肿大，消瘀血疼痛，疗刀伤。别名野丈人、胡王使者。生长在山川河谷处。

主治示意图

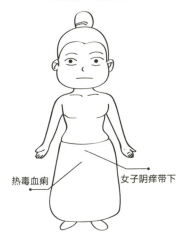

热毒血痢　　女子阴痒带下

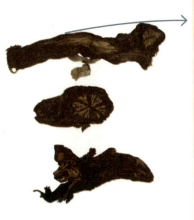

• 用量用法:
9～15克，煎服。
鲜品15～30克。
外用：适量。

虚寒泻痢者慎服。

✎ 读书笔记

配伍应用

病症	配方
热痢腹痛、里急后重、下痢脓血	可单用，或配伍黄连、黄柏、秦皮，如白头翁汤（《伤寒论》）
赤痢下血、日久不愈、腹内冷痛	以本品与阿胶、干姜、赤石脂等同用，亦如白头翁汤（《千金方》）
痄腮、瘰疬、疮痈肿痛等症	可与蒲公英、连翘等同用
阴痒带下	与秦皮等配伍，煎汤外洗

白及

🟤 味苦，平。主痈肿、恶疮、败疽、伤阴死肌；胃中邪气；贼风鬼击，痱缓不收。一名甘根，一名连及草。生川谷。

- 功效：
收敛止血，消肿生肌。

【白话解析】

味苦，性平。治疗痈肿、久不愈合的疮疡溃烂、恶疮脓肿、肌肉麻木僵硬、胃中邪气郁结、受邪风侵袭突然胸腹绞痛、痱证使人四肢缓弱不能收放。别名甘根、连及草。生长在山川河谷处。

痱证：即西医所说的肌萎缩侧索硬化症。

- 用量用法：
6～15 克，煎服；研末吞服 3～6 克。外用：适量。

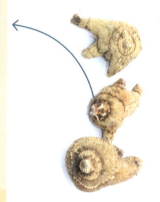

不宜与川乌、制川乌、草乌、制草乌、附子同用。

主治示意图

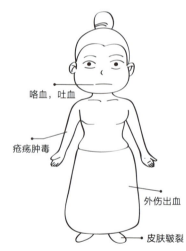

咯血，吐血

疮疡肿毒

外伤出血

皮肤皲裂

🖊 读书笔记

配伍应用

病症	配方
咯血	可配伍枇杷叶、阿胶等，如白及枇杷丸（《证治准绳》）
吐血	可与茜草、生地黄、牡丹皮、牛膝等煎服，如白及汤（《古今医彻》）
外伤或金创出血	可单味研末外掺或水调外敷（《本草汇言》）
金疮血不止	以之与白蔹、黄芩、龙骨等研细末，掺疮口上（《普济方》）

海藻 ——→

🌀 味苦，寒。主瘿瘤气、颈下核；破散结气；痈肿；癥瘕；坚气腹中上下鸣；下十二水肿。一名落首。生池泽。

【白话解析】

　　味苦，性寒。治疗甲状腺肿大、颈下肿块，能消散聚结之气，调理痈肿，消除腹中肿块、肠鸣、多种水肿。别名落首。生长在浅海中。

主治示意图

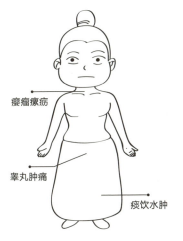

瘿瘤瘰疬

睾丸肿痛

痰饮水肿

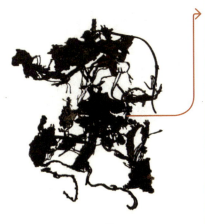

不宜与甘草同用。

配伍应用

病症	配方
瘿瘤	常配昆布、贝母等同用，如海藻玉壶汤（《外科正宗》）
瘰疬	常与夏枯草、玄参、连翘等同用，如内消瘰疬丸（《疡医大全》）
睾丸肿胀疼痛	配橘核、昆布、川楝子等，如橘核丸（《济生方》）

败酱

🐚 味苦，平。主暴热；火疮赤气；疥瘙、疽、痔、马鞍热气。一名鹿肠。生山谷。

【白话解析】

味苦，性平。治疗来势凶猛的发热、火疮红肿发热、疥疮瘙痒、痔疮、骑马过久引起的马鞍热疮。别名鹿肠。生长在山谷中。

- 功效：
清热解毒，消痈排脓，祛瘀止痛。

暴：骤然、突然。

- 用量用法：
6～15克，煎服。
外用：适量。

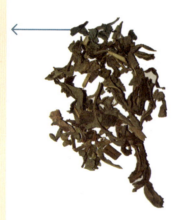

脾胃虚弱、食少泄泻者忌服。

主治示意图

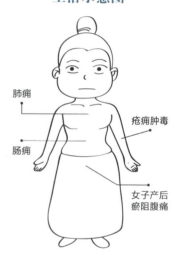

肺痈
疮痈肿毒
肠痈
女子产后瘀阻腹痛

配伍应用

病症	配方
肠痈初起、腹痛便秘、未化脓	常与金银花、蒲公英、牡丹皮、桃仁等同用
肠痈脓已成	常与薏苡仁、附子同用，如薏苡附子败酱散（《金匮要略》）
肺痈咳吐脓血	常与鱼腥草、芦根、桔梗等同用
痈肿疮毒，无论已溃未溃	常与金银花、连翘等配伍，并可以鲜品捣烂外敷，均有效
产后瘀阻、腹中刺痛	单用本品煎服，或与五灵脂、香附、当归等配伍（《卫生易简方》）

读书笔记

羊桃

味苦，寒。主燎（biāo）热身暴赤色；风水；积聚；恶疡；除小儿热。一名鬼桃，一名羊肠。生川谷。

【白话解析】

味苦，性寒。治疗全身皮肤呈赤红色的急性发热，以及水肿、腹中肿块、疮疡溃烂、小儿发热。别名鬼桃、羊肠。生长在山川河谷处。

功效：
清热生津，利水解毒，下气和中，利尿通淋。

燎：热盛。

用量用法：
30～60克，煎服；鲜果生食，或饮。外用：适量，绞汁滴耳。

主治示意图

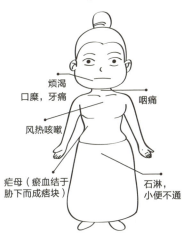

烦渴
口糜，牙痛
咽痛
风热咳嗽
疟母（瘀血结于胁下而成痞块）
石淋，小便不通

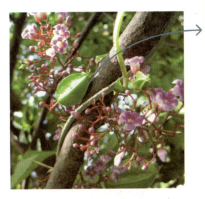

多吃容易腹泻，会影响食欲及消化吸收能力。如果用来制作料理，切忌冰凉食用。肾脏病患者尽量别吃。

配伍应用

病症	配方
风湿痹痛、腰膝酸软等	与独活、牛膝等配伍
肝肾不足、腰膝酸痛、脚膝痿弱无力等	与杜仲、续断等配伍

读书笔记

羊蹄

🐌 味苦，寒。主头秃、疥瘙；除热；女子阴蚀。一名东方宿，一名连虫陆，一名鬼目。生川泽。

【白话解析】

味苦，性寒。治疗头秃、疥疮、瘙痒，能退热，调理女性阴部溃疡。别名东方宿、连虫陆、鬼目。生长在河边沼泽水草丛生处。

• 功效：
凉血止血，解毒杀虫，泻下。

• 用量用法：
10～15克，煎服，鲜品30～45克，外用：适量。

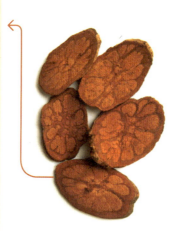

脾胃虚寒、泄泻不食者切勿入口。

主治示意图

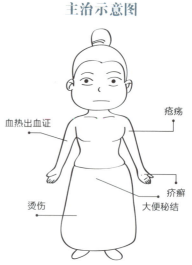

血热出血证
疮疡
烫伤
疥癣
大便秘结

配伍应用

病症	配方
热郁吐血	以本品与麦冬煎汤饮
大便下血	常配连皮老姜同用
疥疮	多以鲜品捣敷患处
癣	常与枯矾同用，共研末，醋调敷，如羊蹄根散（《医宗金鉴》）
烫伤	可用鲜品捣敷，或研末油调外涂

✐ 读书笔记

陆英

🐌 味苦，寒。主骨间诸痹，四肢拘挛疼酸，膝寒痛；阴痿；短气不足，脚肿。生川谷。

【白话解析】

　　味苦，性寒。主治骨骼关节间各种疼痛麻木，四肢不能自由屈伸且酸痛，膝盖感觉凉且疼痛，阳痿，气息微弱不足，脚肿。生长在山川河谷处。

主治示意图

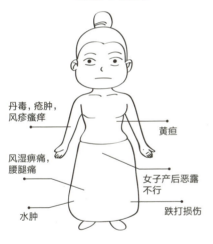

丹毒，疮肿，风疹瘙痒

黄疸

风湿痹痛，腰腿痛

女子产后恶露不行

水肿

跌打损伤

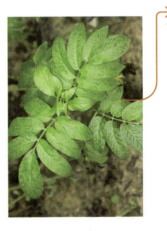

孕妇忌服。

✏️ 读书笔记

配伍应用

病症	配方
荨麻疹	陆英 30 克煎汤，洗浴或涂擦
水肿	单用本品，水煎服
外伤吐血	配伍侧柏叶、地榆，水煎服

夏枯草

🌀 味苦，辛，寒。主寒热；瘰疬（luǒ lì）；鼠瘘；头疮；破癥；散瘿结气；脚肿湿痹；轻身。一名夕句，一名乃东。生川谷。

【白话解析】

　　味苦、辛，性寒。主治身体恶寒发热，瘰疬，颈腋部淋巴结结核，头疮，心腹疼痛、气血郁结，脚肿，四肢麻木。具有使身体轻巧灵便的功效。别名夕句、乃东。生长在山川河谷处。

- 功效：
清肝泻火，明目，散结消肿。

- 瘰疬：相当于淋巴结结核、慢性淋巴结炎，大者为疬，小者为瘰。

- 用量用法：
9～15克，煎服。或熬膏服。

🖊 读书笔记

主治示意图

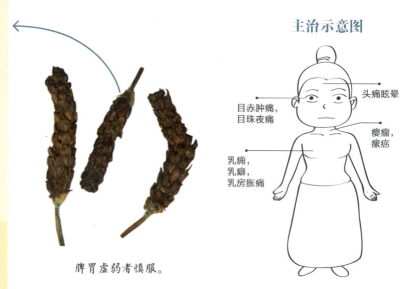

脾胃虚弱者慎服。

头痛眩晕
目赤肿痛，目珠夜痛
瘿瘤，瘰疬
乳痈，乳癖，乳房胀痛

配伍应用

病症	配方
肝火上炎、目赤肿痛	可配桑叶、菊花、决明子等
肝阴不足、目珠疼痛至夜尤甚	配当归、枸杞子，亦可配香附、甘草，如夏枯草散（《张氏医通》）
肝郁化火、痰火凝聚之瘰疬	常配贝母、香附等，如夏枯草汤（《外科正宗》）

蛇蜕

• 功效：
祛风，定惊，退翳，
解毒。

🐚 味咸，平。主小儿百二十种惊痫瘛疭，癫疾；寒热；肠痔；虫毒；蛇痫。火熬之良。一名龙子衣，一名蛇符，一名龙子单衣，一名弓皮。生川谷及田野。

【白话解析】

　　味咸，性平。治疗小儿受惊吓引起的疾病、癫痫、抽风、身体作寒发热、肠内生痔，解虫毒，疗肚脐下肿块。用火熬制过的效果更佳。别名龙子衣、蛇符、龙子单衣、弓皮。生长在山川河谷及田野。

主治示意图

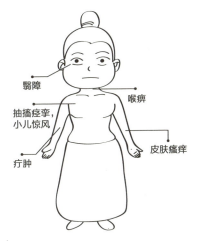

翳障

喉痹

抽搐痉挛，
小儿惊风

皮肤瘙痒

疔肿

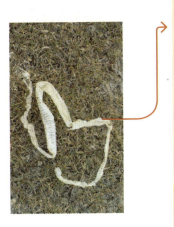

• 用量用法：
2～3克，煎汤；研末吞服0.3～0.6克。

孕妇忌服，畏磁石。

✏ 读书笔记

配伍应用

病症	配方
风痹、手足缓弱、麻木拘挛、不能伸举	常配全蝎、天南星、防风等，如乌蛇丸（《圣惠方》）
小儿急慢惊风	可与麝香、皂荚等同用，如乌蛇散（《卫生家宝》）
破伤风之抽搐痉挛	多与蕲蛇、蜈蚣配伍，如定命散（《圣济总录》）
麻风	配白附子、大风子、白芷等，如乌蛇丸（《秘传大麻风方》）

蜈蚣

🐚 味辛，温。主鬼疰；蛊毒；噉（dàn）诸蛇、虫、鱼毒；杀鬼物老精；温疟；去三虫。生川谷。

【白话解析】

味辛，性温。治疗结核病、毒虫咬伤，以及蛇、虫、鱼毒，调理神志虚妄、温疟，驱除蛔虫、赤虫、蛲虫三种人体肠道寄生虫。生长在山川河谷处。

• 功效：
息风镇痉，通络止痛，攻毒散结。

噉：吃。

• 用量用法：
3～5克，煎服。研末冲服，每次0.6～1克。外用：适量。

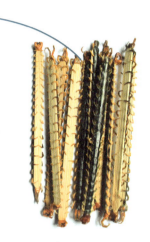

孕妇禁用。

主治示意图

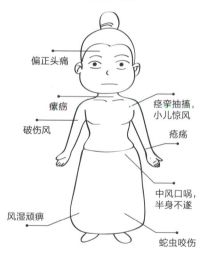

偏正头痛
瘰疬
破伤风
风湿顽痹
痉挛抽搐，小儿惊风
疮疡
中风口㖞，半身不遂
蛇虫咬伤

配伍应用

病症	配方
小儿急惊风	可配丹砂、轻粉等分研末，乳汁送服，如万金散（《圣惠方》）
恶疮肿毒	同雄黄、猪胆汁配伍制膏，如不二散（《拔萃方》）
瘰疬溃烂	与茶叶共为细末（《本草纲目》引《枕中方》验方）
毒蛇咬伤	以本品焙黄，研细末，开水送服，或与黄连、大黄、生甘草等同用
风湿痹痛、游走不定、痛势剧烈	常与防风、独活、威灵仙等同用

✏️ 读书笔记

白颈蚯蚓

味咸，寒。主蛇瘕；去三虫、伏尸、鬼疰、蛊毒；杀长虫；仍自化作水。生平土。

【白话解析】

味咸，性寒。治疗肚脐下肿块，祛除蛔虫、赤虫、蛲虫三种人体肠道寄生虫，调理毒虫咬伤，杀蛔虫，其死后会腐烂化为水。生活在平原的土壤里。

主治示意图

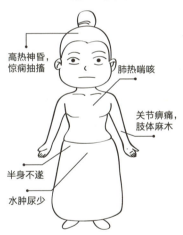

高热神昏，惊痫抽搐

肺热喘咳

关节痹痛，肢体麻木

半身不遂

水肿尿少

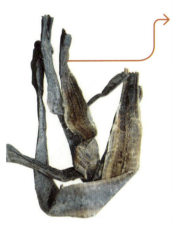

• 用量用法：
5 ～ 10 克，煎服。

脾胃虚寒不宜服，孕妇禁服。

✏ 读书笔记

配伍应用

病症	配方
高热抽搐惊痫	多与钩藤、牛黄、白僵蚕、全蝎等同用
中风后气虚血滞、经络不利、半身不遂、口眼㖞斜等症	常与黄芪、当归、川芎等配伍，如补阳还五汤（《医林改错》）
关节红肿疼痛、屈伸不利之热痹	常与防己、秦艽、忍冬藤、桑枝等配伍
风寒湿痹、肢体关节麻木、疼痛尤甚、屈伸不利等症	应与川乌、草乌、南星、乳香等配伍，如小活络丹（《和剂局方》）

水蛭

🐌 味咸，平。主逐恶血；瘀血月闭；破血瘕积聚，无子；利水道。生池泽。

【白话解析】

味咸，性平。能驱逐恶血，消散瘀血，调理闭经，破除血肿及腹内肿块，治疗不孕症，能利尿。生长在池塘、沟渠、沼泽等有水处。

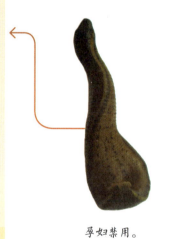

孕妇禁用。

主治示意图

- 癥瘕痞块
- 中风偏瘫
- 跌仆损伤
- 女子血瘀经闭

配伍应用

病症	配方
血滞经闭、癥瘕积聚等症	常与虻虫相须为用，也常配三棱、莪术、桃仁、红花等，如抵当汤（《伤寒论》）；兼体虚：可配人参、当归等，如化癥回生丹（《温病条辨》）
跌打损伤	可配苏木、自然铜等用，如接骨火龙丹（《普济方》）
瘀血内阻、心腹疼痛、大便不通	配伍大黄、牵牛子，如夺命散（《济生方》）

郁核

🐌 味酸，平。主大腹水肿；面目，四肢浮肿，利小便水道，根，主齿龈肿，龋齿，坚齿。一名爵李。生高山、川谷及丘陵上。

【白话解析】

味酸，性平。治疗腹部水肿，脸、眼睛和四肢水肿，能通利小便。它的根能调理牙龈肿痛、龋齿，具有坚固牙齿的作用。别名爵李。生产在高山、河边及丘陵处。

主治示意图

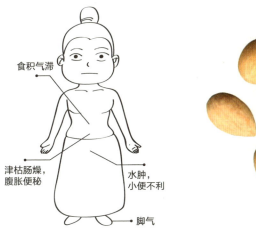

食积气滞

津枯肠燥，
腹胀便秘

水肿，
小便不利

脚气

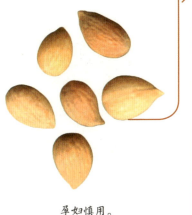

孕妇慎用。

- 功效：
润肠通便，下气利水。

- 用量用法：
6～10克，煎服，打碎入煎。

✏ 读书笔记

配伍应用

病症	配方
大肠气滞、肠燥便秘之症	常与火麻仁、柏子仁、杏仁等同用，如五仁丸（《世医得效方》）
产后肠胃燥热、大便秘滞	可与朴硝、当归、生地黄配伍，如郁李仁饮（《圣济总录》）
水肿胀满、脚气水肿	可与桑白皮、赤小豆等同用，如郁李仁汤（《圣济总录》）

杏核仁

- 功效：
降气止咳平喘，
润肠通便。

🐌 味甘，温。主欬逆上气雷鸣；喉痹下气；产乳；金疮；寒心贲豚（bēn tún）。生川谷。

【白话解析】

味甘，性温。治疗咳嗽气喘、吸气困难、咽喉肿痛、喘气不畅，具有催产的作用，能疗刀伤，改善胸闷气急、腹部绞痛、头晕目眩等症状。生长在山川河谷处。

- 用量用法：
5～10克，煎服。
生品入煎剂后下。

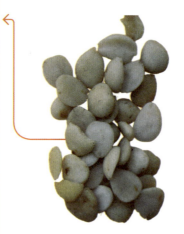

内服不宜过量，以免中毒。

主治示意图

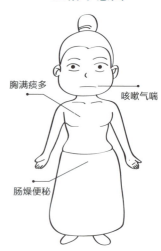

胸满痰多

咳嗽气喘

肠燥便秘

✏️ 读书笔记

配伍应用

病症	配方
风寒咳喘、胸闷气逆	配麻黄、甘草，以散风寒宣肺平喘，如三拗汤（《伤寒论》）
风热咳嗽、发热汗出	配桑叶、菊花，以散风热、宣肺止咳，如桑菊饮（《温病条辨》）
肺热咳喘	配石膏等以清肺泄热、宣肺平喘，如麻杏石甘汤（《伤寒论》）
肠燥便秘	常配柏子仁、郁李仁等，如五仁丸（《世医得效方》）

桃核仁

味苦，平。主瘀血、血闭癥瘕；邪气；杀小虫。桃花，杀疰恶鬼；令人好颜色。桃枭（fú），微温。主杀百鬼精物。桃毛，主下血瘕，寒热积聚，无子。桃蠹（dù），杀鬼邪恶不祥。生川谷。

【白话解析】

味苦，性平。治疗瘀血证、闭经、腹内有肿块，能祛除邪气、杀灭小虫。桃花能调情志，使人面色好。桃枭，性微温，能调理精神疾病。桃毛能消除瘀血，调理发冷发热、寒热积聚，治疗不孕症。桃蠹能驱除邪气。生长在山川河谷地带。

• 功效：
活血祛瘀，润肠通便，止咳平喘。

桃枭：桃树上的干燥果实，冬天来了也不掉落。

桃蠹：食桃的树虫。

• 用量用法：
5～10克，煎服。捣碎用；桃仁滑入汤剂宜包煎。

主治示意图

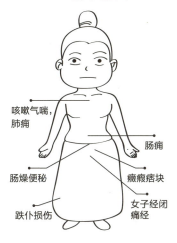

咳嗽气喘，肺痈

肠痈

肠燥便秘

癥瘕痞块

跌仆损伤

女子经闭痛经

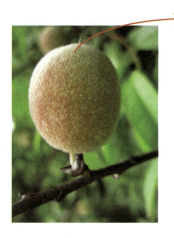

孕妇慎用。

✏读书笔记

配伍应用

病症	配方
瘀血经闭、痛经	常与红花相须为用，并配当归、川芎、赤芍等，如桃红四物汤（《医宗金鉴》）
瘀血日久之癥瘕痞块	常配桂枝、牡丹皮、赤芍等，如桂枝茯苓丸（《金匮要略》）

瓜蒂

味苦，寒。主大水，身面四肢浮肿，下水；杀蛊毒；欬逆上气及食诸果病在胸腹中，皆吐、下之。生平泽。

【白话解析】

味苦，性寒。治疗身面四肢水肿，消除水湿，祛寄生虫，改善咳嗽气喘症状，调理饮食不当引起的胸腹中的各种疾病，可使引发不适的腹中之物吐出或泻下。生长在平原湿地。

* 功效：
涌吐痰食，祛湿退黄。

* 用量用法：
2.5～5克，煎服。入丸、散服，每次0.3～1克。外用小量，研末吹鼻，待鼻中流出黄水即停药。

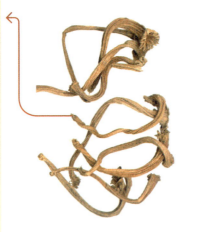

体虚、吐血、咯血、胃弱、上部无实邪者及孕妇忌用。

主治示意图

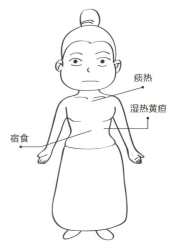

痰热
湿热黄疸
宿食

✏ 读书笔记

配伍应用

病症	配方
宿食停滞胃脘、胸脘痞鞭、气逆上冲者或误食毒物不久、尚停留于胃	皆可单用本品取吐，或与赤小豆为散，用香豉煎汁和服，如瓜蒂散（《伤寒论》）
风痰内扰、上蒙清窍、发为癫痫、发狂欲走者或痰涎涌喉、喉痹喘息	可单用本品为末取吐

假苏（荆芥）

→

• 功效：
解表散风，透疹，消疮。

味辛，温。主寒热，鼠瘘、瘰疬，生疮，破结聚气，下瘀血，除湿痹。一名鼠蓂（míng）。生川泽。

【白话解析】

味辛，性温。治疗身体恶寒发热、颈腋部淋巴结结核、慢性淋巴结炎、生疮，消除腹中肿块，散瘀血，调理风湿病。别名鼠蓂。生长在河边沼泽水草丛生处。

主治示意图

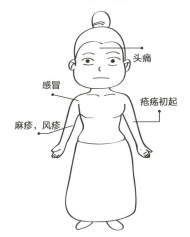

头痛

感冒

疮疡初起

麻疹，风疹

• 用量用法：
5～10克，煎服。

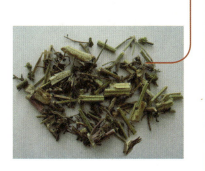

表虚自汗、阴虚头痛者忌服。

配伍应用

病症	配方
风寒感冒、恶寒发热、头痛无汗	常与防风、羌活、独活等同用，如荆防败毒散（《摄生众妙方》）
风热感冒、发热头痛	常与辛凉解表药银花、连翘、薄荷等配伍，如银翘散（《温病条辨》）
表邪外束、麻疹初起、疹出不畅	常与蝉蜕、薄荷、紫草等同用
风疹瘙痒	配伍苦参、防风、白蒺藜等。偏于风寒，常配伍羌活、川芎、独活等；偏于风热，常与银花、连翘、柴胡等配伍

读书笔记

练实（楝实）

🐚 味苦，寒。主温疾、伤寒大热，烦狂；杀三虫；疥疡；利小便水道。生山谷。

【白话解析】

味苦，性寒。治疗疟疾、伤寒、高热、烦躁，能驱除蛔虫、赤虫、蛲虫三种人体肠道寄生虫，调理疥疮，通利小便。生长在山谷中。

- 功效：
疏肝泄热，行气
止痛，杀虫。

- 用量用法：
5～10克，煎服。
外用：适量，研
末调涂。

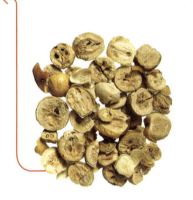

脾胃虚寒者忌服。

主治示意图

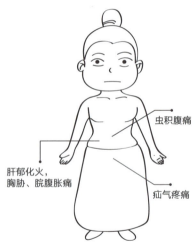

虫积腹痛

肝郁化火，
胸胁、脘腹胀痛

疝气疼痛

✏ 读书笔记

配伍应用

病症	配方
肝郁气滞或肝郁化火胸腹诸痛	每与延胡索配伍，如金铃子散（《素问·病机气宜保命集》）
肝胃气痛	与延胡索同用，或以金铃子散与四逆散合用
热疝	可配延胡索、香附、橘核等
寒疝腹痛	宜配暖肝散寒之品小茴香、木香、吴茱萸等，如导气汤（《医方简义》）
蛔虫等引起的虫积腹痛	与槟榔、使君子等同用

桐叶

• 功效：
清热解毒，化瘀
止血。

〜 味苦，寒。主恶蚀疮，著阴。皮，主五痔；杀三虫。花，主傅猪疮。饲猪肥大三倍。生山谷。

【白话解析】

味苦，性寒。治疗女性阴部溃疡。皮，能调理各类型痔疮，驱除蛔虫、赤虫、蛲虫三种人体肠道寄生虫。花，外敷能治猪疮。喂猪吃桐叶后可使其增肥三倍。生长在山谷中。

傅：涂。

主治示意图

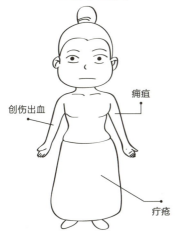

创伤出血

痛疽

疗疮

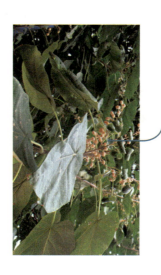

• 用量用法：
15 ～ 30 克，煎
服。外用：适量，
以醋蒸贴、捣敷
或捣汁涂。

配伍应用

病症	配方
无名肿毒	单用本品，捣敷
流行性腮腺炎	泡桐花 12 克，水煎去渣，冲白糖服

✎ 读书笔记

虎掌（天南星）

味苦，温。主心痛寒热，结气，积聚；伏梁；伤筋痿，拘缓；利水道。生山谷。

【白话解析】

味苦，性温。治疗胃脘疼痛、气血郁结、腹部肿块，软组织损伤引起肌肉萎缩、四肢屈伸困难，还能利尿。生长在山谷中。

- 功效：
散结消肿。

- 用量用法：
3～10克，煎服。
外用：生品适量，研末以醋或酒调敷患处。

🖊 读书笔记

主治示意图

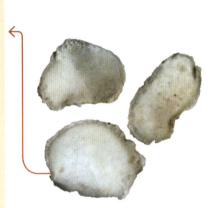

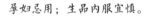

孕妇忌用；生品内服宜慎。

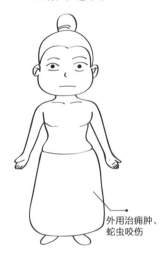

外用治痈肿、蛇虫咬伤

配伍应用

病症	配方
湿痰阻肺、咳喘痰多、胸膈胀闷	常与半夏相须为用，并配枳实、橘红，如导痰汤（《传信适用方》）
热痰咳嗽	配黄芩等，如小黄丸（张洁古《保命集》）
破伤风角弓反张、痰涎壅盛	配白附子、天麻、防风等，如玉真散（《外科正宗》）
癫痫	可与半夏、全蝎、僵蚕等同用，如五痫丸（《杨氏家藏方》）

连翘

• 功效：
清热解毒，消肿
散结，疏散风热。

味苦，平。主寒热，鼠瘘，瘰疬，痈肿，恶疮，瘿瘤，结热，蛊毒。一名异翘，一名兰华，一名折根，一名轵（zhǐ），一名三廉。生山谷。

【白话解析】

味苦，性平。治疗恶寒发热、颈腋部淋巴结结核、慢性淋巴结炎、痈肿、甲状腺肿大、发热不退、毒虫咬伤。别名异翘、兰华、折根、轵、三廉。生长在山谷中。

主治示意图

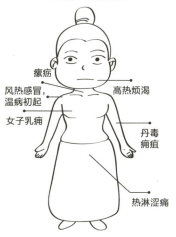

瘰疬
风热感冒，温病初起
女子乳痈
高热烦渴
丹毒痈疽
热淋涩痛

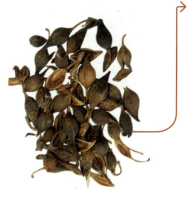

• 用量用法：
6～15克，煎服。

脾胃虚弱、气虚发热、痈疽已溃且脓稀色淡者忌服。

✏ 读书笔记

配伍应用

病症	配方
疮痈红肿未溃	常与穿山甲、皂角刺配伍，如加减消毒饮（《外科真诠》）
疮疡脓出、红肿溃烂	常与牡丹皮、天花粉同用，如连翘解毒汤（《疡医大全》）
痰火郁结、瘰疬痰核	常与夏枯草、浙贝母、玄参、牡蛎等同用
风热外感或温病初起、头痛发热、口渴咽痛	常与金银花、薄荷、牛蒡子等同用，如银翘散（《温病条辨》）

蜣螂

🐌 味咸，寒。主小儿惊痫瘛疭，腹胀，寒热；大人癫疾、狂易。一名蛣蜣（qī qiāng）。火熬之良。生池泽。

【白话解析】

味咸，性寒。治疗小儿惊痫引起的腹痛、心烦，调理腹胀、身体发冷发热，改善成年人癫痫、抽搐、精神失常。别名蛣蜣。用火燎焙后使用效果好。生活在池塘、沟渠、沼泽等有水处。

• 功效：
破瘀镇惊，泻下攻毒。

• 用量用法：
1.5～3克，煎服；或入丸、散。外用：研末，调敷或掺敷。

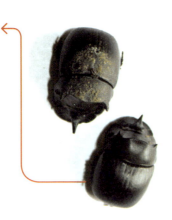

孕妇忌服。

📝 读书笔记

主治示意图

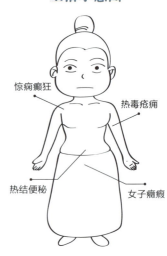

惊痫癫狂
热毒疮痈
热结便秘
女子癥瘕

配伍应用

病症	配方
久疟结为疟母	可与大黄、桃仁、䗪虫等同用
噎嗝、臌胀	可配伍儿茶、明矾、麝香为末内服

斑蝥 ⟶

🌀 味辛，寒。主寒热，鬼疰，蛊毒，鼠瘘，恶疮，疽蚀死肌；破石癃。一名龙尾。生川谷。

【白话解析】

味辛，性寒。治疗发冷发热、肺结核、毒虫咬伤、久不愈合的疮疡溃烂、湿疹、肌肉麻木不仁，并能破除泌尿系统结石。别名龙尾。生活在山川河谷处。

主治示意图

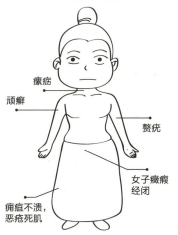

- 瘰疬
- 顽癣
- 赘疣
- 女子癥瘕经闭
- 痈疽不溃，恶疮死肌

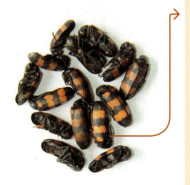

• 用量用法：
0.03～0.06克，
炮制后多入丸、
散用。外用：适
量，研末或浸酒
醋，或制油膏涂
敷患处，不宜大
面积使用。

本品有大毒，内服慎用；孕妇禁用。

配伍应用

病症	配方
痈疽肿硬不破	用本品研末，和蒜捣膏贴之，可攻毒拔脓（《仁斋直指方》）
顽癣	以本品微炒研末，蜂蜜调敷（《外台秘要》）
瘰疬、瘘疮	配白矾、白砒、青黛等，研末外掺，如生肌干脓散（《证治准绳》）

✏ 读书笔记

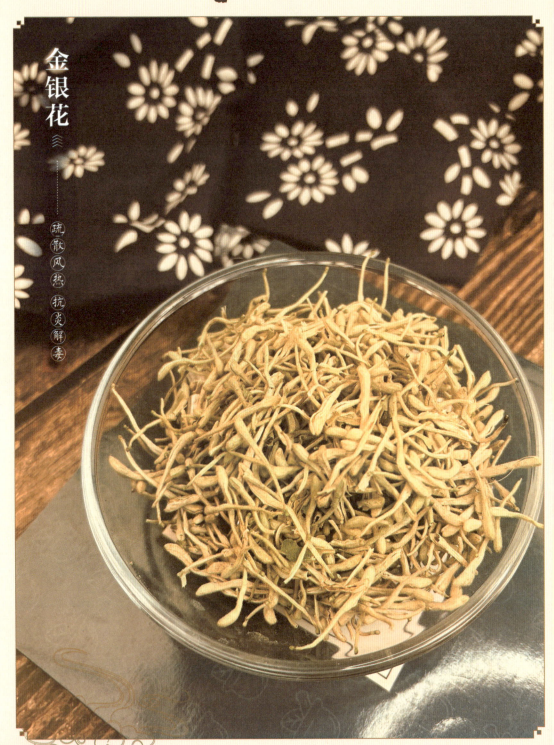

金银花

疏散风热 抗炎解毒

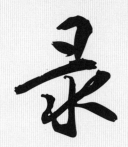

附

录

临床常见百种病证用药指南

临床常见百种病证用药指南

1. 感冒常用药

（1）风寒表证：麻黄、桂枝、紫苏、荆芥、防风、羌活、白芷、细辛、藁本、香薷、辛夷、苍耳子、生姜、葱白、淡豆豉。

（2）风热表证：薄荷、牛蒡子、蝉衣、浮萍、桑叶、菊花、金银花、连翘、蔓荆子、葛根、升麻、柴胡、淡豆豉。

（3）暑湿表证：藿香、佩兰、紫苏、大腹皮、香薷、白扁豆、厚朴。

（4）暑热表证：青蒿、滑石、金银花、通草、连翘、绿豆、荷叶、白扁豆、西瓜翠衣、淡竹叶、香薷。

2. 气分实热证常用药

石膏、知母、寒水石、栀子、黄芩、黄连、黄柏、竹叶、芦根、天花粉、鸭跖草。

3. 营分血分实热证常用药（包括热入心包证）

水牛角、生地黄、玄参、赤芍、牡丹皮、丹参、莲子心、连翘心、麦冬、竹叶卷心。

4. 温毒发斑证常用药

水牛角、玄参、生地黄、赤芍、牡丹皮、大青叶、板蓝根、青黛、羚羊角、升麻、紫草、番红花。

5. 湿温暑温证常用药

白豆蔻、薏苡仁、杏仁、藿香、佩兰、青蒿、黄芩、滑石、通草、香薷、茵陈、厚朴、清水豆卷、黄连、金银花、绿豆、荷叶。

6. 温邪发热、骨蒸劳热证常用药

青蒿、白薇、地骨皮、银柴胡、胡黄连、秦艽、龟甲、鳖甲、女贞子、旱莲草、牡蛎、玄参、泽泻、牡丹皮、熟地黄、生地黄、知母、黄柏。

7. 咳嗽常用药

（1）寒痰阻肺证：白芥子、紫苏子、莱菔子、生姜、皂角子、半夏、天南星、白果。

（2）湿痰阻肺证：半夏、天南星、白前、旋覆花、橘皮、枳壳、茯苓、苍术、厚朴、白术、香橼、佛手、桔梗。

（3）热痰阻肺证：瓜蒌、贝母、知母、青黛、海蛤壳、胆南星、竹茹、竹沥、瓦楞子、海浮石、车前子、石韦、冬瓜子、芦根、天花粉、前胡、四季青、鸡矢藤。

（4）燥痰阻肺证：知母、贝母、桑叶、沙参、杏仁、天花粉、阿胶、百合、麦冬、天冬、玉竹、百部、紫菀、款冬花、梨皮、荸荠。

8. 肺痨常用药

百合、地黄、天冬、麦冬、阿胶、西洋参、知母、五味子、川贝母、百部、沙参、紫菀、款冬花、冬虫夏草、枸杞子、黄柏、龟甲、鳖甲、仙鹤草、白及、三七、牡丹皮、山栀、紫珠、血余炭、花蕊石。

9. 喘证常用药

（1）肺热壅遏证：石膏、麻黄、杏仁、黄芩、桑白皮、地骨皮、葶苈子、牛蒡子、前胡、地龙、鱼腥草、马兜铃、枇杷叶、金荞麦、瓜蒌、海蛤壳、旋覆花、白前、羚羊角。

（2）寒饮射肺证：麻黄、干姜、细辛、桂枝、苏子、沉香、五味子、厚朴、肉桂、磁石。

（3）痰浊阻肺证：陈皮、半夏、茯苓、苏子、白芥子、莱菔子、旋覆花、皂荚、白前。

（4）肺肾虚喘证：人参、蛤蚧、冬虫夏草、胡桃仁、五味子、补骨脂、紫河车、山萸肉、沉香、磁石、钟乳石、诃子、硫黄、黑锡。

10. 痞证常用药

（1）脾胃气滞证：橘皮、枳实、枳壳、木香、苏梗、乌药、砂仁、白豆蔻、厚朴、沉香、檀香、降香、柿蒂、大腹皮、槟榔、甘松、薤白。

（2）湿滞伤中证：藿香、佩兰、苍术、厚朴、白豆蔻、砂仁、白扁豆、草豆蔻、香薷、陈皮、大腹皮。

11. 胃脘痛常用药

（1）寒邪客胃证：高良姜、干姜、吴茱萸、生姜、小茴香、胡椒、乌药、丁香、砂仁、荜茇、荜澄茄、白豆蔻。

（2）脾胃虚寒证：黄芪、党参、茯苓、白术、山药、白扁豆、干姜、桂枝、蜂蜜、大枣、饴糖。

（3）肝胃气滞证：香附、青木香、半夏、吴茱萸、佛手、香橼、木香、乌药。

12. 呕吐常用药

（1）胃寒呕吐证：半夏、生姜、吴茱萸、砂仁、木香、丁香、橘皮、柿蒂、刀豆、灶心土、旋覆花、藿香、佩兰、代赭石。

（2）胃热呕吐证：竹茹、黄连、芦根、枇杷叶、黄芩、生石膏、栀子、藿香、佩兰。

13. 呃逆常用药

丁香、柿蒂、刀豆、沉香、荜茇、荜澄茄。

14. 腹痛常用药

（1）寒邪内阻证：高良姜、吴茱萸、荜茇、荜澄茄、乌药、丁香、小茴香、花椒、胡椒、白芷、檀香、草豆蔻。

（2）脾肾虚寒证：干姜、桂枝、芍药、益智仁、乌头、附子、肉桂、蜂蜜、饴糖。

15. 便秘常用药

（1）热结肠燥证：大黄、芒硝、番泻叶、芦荟、牵牛子、枳实。

（2）津枯肠燥证：火麻仁、郁李仁、蜂蜜、杏仁、桃仁、柏子仁、松子仁、瓜蒌仁、决明子、冬葵子、苏子、知母、天冬、麦冬、玄参。

（3）精血亏虚证：桑椹、黑芝麻、当归、生何首乌、胡桃肉、锁阳、肉苁蓉。

（4）气滞肠燥证：槟榔、枳实、木香、厚朴、郁李仁。

（5）阳虚寒凝证：巴豆、干姜、硫黄、半夏、肉苁蓉、锁阳。

16. 泄泻常用药

（1）暑湿蕴结证：葛根、黄芩、黄连、茯苓、木通、车前子、藿香、香薷、白扁豆、荷叶、穿心莲、地锦草、拳参、鸡矢藤。

（2）食滞肠胃证：山楂、神曲、莱菔子、鸡矢藤、枳实、枳壳、青皮、槟榔。

（3）脾胃虚弱证：党参、茯苓、白术、白扁豆、山药、莲子、芡实、薏苡仁、砂仁、苍术、厚朴。

（4）脾肾阳虚证：补骨脂、五味子、肉豆蔻、吴茱萸、干姜、白术、菟丝子、仙茅、益智仁、附子、肉桂、胡芦巴。

17. 痢疾常用药

（1）湿热壅滞证：黄连、黄芩、黄柏、苦参、胡黄连、马尾连、三颗针、拳参、鸡矢藤、马齿苋、椿根皮、穿心莲、地锦草。

（2）疫毒蕴结证：白头翁、秦皮、黄连、黄柏、地榆、马齿苋、鸦胆子、银花炭、山楂炭、鸡冠花。

18. 久泻久痢常用药

罂粟壳、乌梅、五倍子、诃子肉、赤石脂、禹余粮、肉豆蔻、菟丝子、金樱子、石榴皮、五味子、椿根皮、芡实、灶心土。

19. 蛔虫蛲虫病常用药

使君子、苦楝皮、苦楝子、鹤虱、芜荑、榧子、槟榔、雷丸、川椒、乌梅、牵牛子、萹蓄、石榴皮、百部。

20. 绦虫病常用药

槟榔、南瓜子、雷丸、鹤草芽、贯众、山楂、干漆、雄黄。

21. 钩虫病常用药

榧子、雷丸、槟榔、百部、鹤虱、贯众、大蒜。

22. 胁痛常用药

（1）肝郁气滞证：柴胡、白芍、郁金、川芎、香附、乌药、青皮、青木香、白蒺藜、延胡索、佛手、香橼、川楝子、荔枝核、娑罗子、八月札、玫瑰花、绿萼梅、九香虫、橘叶、橘核。

（2）肝胃气滞证：佛手、枳壳、香橼、青木香、甘松、娑罗子、八月札、玫瑰花、绿萼梅。

（3）瘀血阻滞证：延胡索、川芎、郁金、姜黄、五灵脂、三棱、莪术、丹参、红花、旋覆花、茜草、鳖甲。

23. 黄疸常用药

（1）湿热蕴蒸证（阳黄）：茵陈、栀子、黄柏、黄连、大黄、虎杖、金钱草、秦艽、苦参、白鲜皮、猪胆汁、大青叶、板蓝根、垂盆草、地耳草、龙胆草、蒲公英、柴胡、黄芩、郁金、珍珠草、水飞蓟、熊胆、半边莲。

（2）寒湿阻遏证（阴黄）：茵陈、茯苓、苍术、泽泻、桂枝、猪苓、附子、干姜、金钱草。

24. 癥瘕积聚常用药

丹参、红花、桃仁、郁金、乳香、没药、三棱、莪术、鳖甲、生牡蛎、昆布、鸡内金、山楂、干漆、穿山甲、大黄、土鳖虫、水蛭、虻虫、麝香、凌霄花、山慈菇、黄药子。

25. 梅核气常用药

紫苏、半夏、厚朴、茯苓、柴胡、郁金、绿萼梅、旋覆花、八月札、全瓜蒌、大贝母。

26. 眩晕常用药

（1）肝阳上亢证：羚羊角、钩藤、天麻、石决明、珍珠母、磁石、代赭石、白蒺藜、生龙骨、生牡蛎、罗布麻、紫石英、紫贝齿、菊花、桑叶、夏枯草、青葙子、白芍、玳瑁。

（2）肝肾阴虚证：龟甲、鳖甲、牛膝、杜仲、桑寄生、女贞子、旱莲草、枸杞子、沙苑子、菟丝子、玄参、生地黄、熟地黄、山茱萸。

（3）痰浊中阻证：半夏、白术、天麻、陈皮、茯苓、生姜、枳实、竹茹。

27. 痉证常用药

（1）肝风实证：羚羊角、牛黄、钩藤、天麻、地龙、僵蚕、全蝎、蜈蚣、玳瑁、紫石英、菊花、青黛、蚤休、水牛角、龙胆草、熊胆。

（2）肝风虚证：龟甲、鳖甲、阿胶、牡蛎、白芍、生地黄、鸡子黄、麦冬、五味子、天麻。

28. 破伤风证常用药

白附子、天麻、天南星、防风、蝉衣、白芷、僵蚕、全蝎、蜈蚣、守宫。

29. 中风中经络常用药

（1）脉络空虚，风痰阻络证：羌活、秦艽、防风、川芎、当归、地龙、黄芪、全蝎、蜈蚣、白附子、半夏、天南星、皂荚、远志、菖蒲、生姜汁。

（2）肝阳化风，痰瘀阻络证：龙骨、牡蛎、龟甲、代赭石、天麻、钩藤、菊花、白芍、牛膝、石决明、羚羊角、牛黄、天竺黄、竹沥、竹茹、胆南星、猴枣、青礞石、沉香、大黄、菖蒲、郁金、白矾。

30. 中脏腑闭证常用药

（1）寒闭证：麝香、苏合香、安息香、皂荚、细辛、樟脑、菖蒲、生姜汁。

（2）热闭证：麝香、冰片、牛黄、羚羊角、竹沥、礞石、大黄、郁金、白矾、猴枣。

31. 中脏腑脱证常用药

（1）亡阳证：附子、人参、干姜、肉桂、葱白、山茱萸、龙骨、牡蛎。

（2）亡阴证：人参、麦冬、五味子、西洋参。

32. 郁证常用药

（1）肝气郁滞证：柴胡、枳壳、香附、川芎、白芍、青皮、郁金、合欢皮、合欢花、远志、菖蒲。

（2）气郁化火证：牡丹皮、栀子、赤芍、柴胡、当归、龙胆草、川楝子、延胡索、郁金、菖蒲、远志。

（3）心肝血虚证：酸枣仁、柏子仁、合欢皮、合欢花、龙眼肉、茯神、郁金、菖蒲、远志、小麦、大枣、甘草。

33. 痫证常用药

（1）风痰闭阻证：白附子、半夏、天南星、皂荚、远志、菖蒲、生姜汁、天麻、钩藤、全蝎、蜈蚣、僵蚕。

（2）痰火阻窍证：牛黄、天竺黄、竹沥、竹茹、枳实、胆南星、大贝母、猴枣、青礞石、沉香、大黄、黄芩、菖蒲、郁金、白矾、天麻、钩藤、羚羊角、僵蚕、地龙。

34. 癫证常用药

痰气郁结证：半夏、陈皮、天南星、白附子、白芥子、皂荚、茯苓、厚朴、远志、菖蒲、郁金、木香、香附、檀香、沉香、苏合香、麝香、安息香。

35. 狂证常用药

痰火上扰证：牛黄、竹沥、天竺黄、大贝母、胆南星、郁金、白矾、茯神、远志、菖蒲、竹茹、青礞石、丹参、朱砂、黄芩、黄连、栀子、冰片、麝香、珍珠、生铁落。

36. 自汗证常用药

（1）肺气不足证：生黄芪、白术、浮小麦、糯稻根须、人参、牡蛎、麻黄根、五味子、山茱萸肉、五倍子、冬虫夏草。

（2）营卫不和证：桂枝、白芍、生姜、大枣、龙骨、牡蛎。

37. 盗汗证常用药

阴虚火旺证：知母、黄柏、生地黄、熟地黄、五味子、五倍子、山茱萸肉、白芍、龟甲、鳖甲、天冬、酸枣仁、柏子仁、牡丹皮、地骨皮、牡蛎、龙骨、浮小麦、麻黄根、糯稻根须。

38. 鼻衄常用药

（1）邪热犯肺证：桑叶、菊花、薄荷、连翘、白茅根、牡丹皮、桑白皮、地骨皮、黄芩、侧柏叶、槐花、生地黄、大蓟、小蓟、藕节、鲜艾叶。

（2）胃火炽盛证：石膏、知母、黄连、栀子、黄芩、牡丹皮、牛膝、白茅根、侧柏叶、槐花、羊蹄、大蓟、小蓟、藕节、茜草、大黄。

（3）肝火上炎证：龙胆草、柴胡、栀子、地骨皮、黄芩、黄连、郁金、牡丹皮、赤芍、白茅根、侧柏叶、大蓟、小蓟、荷叶、藕节、茜草、蒲黄、槐花、旱莲草。

39. 齿衄常用药

（1）胃火炽盛证：黄连、大黄、黄芩、白茅根、大蓟、小蓟、侧柏叶、牡丹皮、赤芍、槐花、地榆、羊蹄、茜草、蒲黄、紫珠、仙鹤草。

（2）阴虚火旺证：生地黄、麦冬、玄参、知母、黄柏、牛膝、牡丹皮、赤芍、水牛角屑、大蓟、小蓟、侧柏叶、槐花、藕节、地榆、羊蹄、茜草、蒲黄、紫珠、仙鹤草、阿胶。

40. 咳血常用药

（1）燥热伤肺证：桑叶、沙参、杏仁、玉竹、麦冬、贝母、栀子、牡丹皮、黄芩、桑白皮、鱼腥草、白茅根、大蓟、小蓟、侧柏叶、槐花、藕节、茜草、仙鹤草、生地黄、阿胶。

（2）肝火犯肺证：青黛、海蛤壳、栀子、海浮石、桑白皮、地骨皮、黄芩、白茅根、大蓟、小蓟、侧柏叶、槐花、藕节、茜草、血余炭、蒲黄、仙鹤草、生地黄、紫珠草、阿胶、鳖甲、白薇。

41. 吐血常用药

（1）胃热壅盛证：黄芩、黄连、大黄、代赭石、竹茹、白茅根、侧柏叶、大蓟、小蓟、槐花、地榆、荷叶、羊蹄、三七、茜草、蒲黄、花蕊石、降香、白及、仙鹤草、紫珠、棕榈、血余炭、藕节。

（2）肝火犯胃证：龙胆草、栀子、柴胡、黄芩、黄连、郁金、川楝子、牡丹皮、赤芍、白茅根、侧柏叶、大蓟、小蓟、槐花、地榆、羊蹄、三七、茜草、蒲黄、花蕊石、降香、白及、仙鹤草、紫珠、棕榈、血余炭、藕节。

（3）气不摄血，阳虚失血证：人参、白术、黄芪、附子、灶心土、炮姜、鹿角胶、艾叶、阿胶、仙鹤草、棕榈炭、藕节。

42. 便血常用药

（1）大肠湿热证：地榆、槐花、槐角、黄芩、黄连、黄柏、防风炭、枳壳、赤石脂、三七、花蕊石、茜草、降香。

（2）脾胃虚寒证：灶心土、党参、白术、附子、炮姜、鹿角胶、艾叶、阿胶、白及、乌贼骨、棕榈炭、仙鹤草、三七、花蕊石。

43. 紫斑常用药

（1）血热妄行证：生地黄、水牛角、赤芍、牡丹皮、紫草、白茅根、侧柏叶、大蓟、小蓟、槐花、地榆、羊蹄、大黄、茜草。

（2）阴虚火旺证：生地黄、玄参、女贞子、旱莲草、棕榈炭、藕节、蒲黄、茜草、紫珠。

（3）气不摄血证：人参、白术、黄芪、仙鹤草、棕榈炭、藕节、茜草、紫珠。

44. 胸痹常用药

（1）瘀血痹阻证：丹参、川芎、桃仁、红花、苏木、降香、蒲黄、五灵脂、山楂、益母草、三七、郁金、羊红膻、沙棘。

（2）气滞血瘀证：川芎、沙棘、延胡索、郁金、姜黄、降香、檀香、丹参、红花、橘皮、青木香、莪术、三棱。

（3）痰浊痹阻证：瓜蒌、薤白、半夏、枳实、桂枝、橘皮、生姜。

（4）阴寒凝滞证：附子、乌头、干姜、桂枝、高良姜、荜茇、檀香、延胡索、苏合香、麝香、冰片。

（5）气阴两虚证：人参、黄芪、白术、茯苓、甘草、麦冬、五味子、地黄、当归、丹参、山楂、红花、降香、延胡索。

45. 心悸常用药

（1）心胆气虚证：人参、茯苓、白术、远志、石菖蒲、五灵脂、磁石、朱砂、珍珠、珍珠母、龙齿、龙骨、牡蛎、紫贝齿。

（2）心脾两虚证：人参、黄芪、白术、茯苓、炙甘草、当归、龙眼肉、酸枣仁、柏子仁、灵芝、景天三七、五味子。

（3）阴虚火旺证：生地黄、玄参、麦冬、天冬、五味子、知母、黄柏、当归、酸枣仁、柏子仁、丹参、远志、朱砂、龙骨、牡蛎、珍珠母。

（4）心阳不振证：桂枝、甘草、人参、附子、龙骨、牡蛎、珍珠母、紫贝齿、琥珀。

（5）水气凌心证：茯苓、桂枝、白术、泽泻、甘草、附子、干姜、白芍、生姜、葶苈子、龙骨、牡蛎。

（6）心血瘀阻证：丹参、桃仁、红花、赤芍、川芎、延胡索、郁金、当归、桂枝、龙骨、牡蛎。

46. 不寐常用药

（1）肝郁化火证：龙胆草、柴胡、黄芩、栀子、郁金、赤芍、泽泻、车前子、朱砂、磁石、龙骨、牡蛎、珍珠母、合欢皮、合欢花、夜交藤。

（2）痰热内扰证：黄芩、黄连、栀子、郁金、胆南星、大贝母、茯苓、橘皮、竹茹、半夏、珍珠母、龙骨、牡蛎、朱砂、磁石。

（3）阴虚火旺证：生地黄、玄参、麦冬、五味子、阿胶、鸡子黄、当归、郁金、黄连、丹参、朱砂、牡蛎、龟甲、磁石、柏子仁、酸枣仁、合欢花、夜交藤。

（4）心脾两虚证：人参、黄芪、白术、甘草、当归、熟地黄、白芍、阿胶、五味子、柏子仁、酸枣仁、龙眼肉、合欢花、夜交藤、龙骨、牡蛎。

（5）心胆气虚证：人参、茯苓、茯神、菖蒲、远志、酸枣仁、龙骨、牡蛎。

47. 健忘常用药

（1）心脾两虚证：人参、黄芪、白术、茯苓、甘草、当归、龙眼肉、酸枣仁、柏子仁、远志、石菖蒲、龟甲。

（2）肾精亏耗证：熟地黄、山茱萸、山药、枸杞子、黄精、补骨脂、阿胶、菟丝子、紫河车、鹿角胶、酸枣仁、五味子、远志、石菖蒲、龟甲。

48. 水肿常用药

（1）肺失宣降证：麻黄、杏仁、浮萍、桑白皮、葶苈子、槟榔、生姜皮、桂枝、防己。

（2）脾虚湿盛证：茯苓、黄芪、党参、白术、薏苡仁、赤小豆、猪苓、泽泻、大腹皮、苍术、厚朴、葫芦、玉米须、泽漆、荠菜。

（3）脾肾阳虚证：附子、肉桂、干姜、桂枝、茯苓、黄芪、白术、泽泻、车前子。

（4）湿热壅遏证：车前子、滑石、泽泻、猪苓、木通、通草、防己、萆薢、冬瓜皮、葶苈子、桑白皮、椒目、大黄、灯心草、白茅根、半边莲、栀子、淡竹叶、益母草、泽漆、赤小豆、冬葵子。

（5）阳实水肿证：甘遂、大戟、芫花、葶苈子、番泻叶、商陆、乌桕根皮、牵牛子、千金子、巴豆。

49. 脚气常用药

（1）湿热下注证：黄柏、苍术、牛膝、防己、萆薢、滑石、薏苡仁、木瓜、槟榔、木通。

（2）寒湿下注证：薏苡仁、木瓜、赤小豆、蚕沙、吴茱萸、生姜、紫苏、胡芦巴、槟榔。

50. 淋证常用药

（1）热淋证：车前子、木通、萹蓄、萆薢、连翘、淡竹叶、灯心草、黄柏、栀子、土茯苓、地肤子、龙胆草、苦参、鸭跖草、瞿麦、石韦、大蓟、小蓟、四季青、旱莲草、白薇、琥珀、白茅根、蒲公英、滑石、海金沙、冬葵子、鸡内金、金钱草、苎麻根、穿心莲、白花蛇舌草、蝼蛄。

（2）血淋证：小蓟、藕节、蒲黄、石韦、瞿麦、木通、琥珀、旱莲草、白茅根、生地黄、牛膝、阿胶、侧柏叶、血余炭、茜草、白薇、地锦草。

（3）石淋证：滑石、海金沙、冬葵子、金钱草、鱼首石、鸡内金。

51. 尿浊证常用药

萆薢、芡实、莲子、白果、菖蒲、益智仁、桑螵蛸、菟丝子、土茯苓。

52. 遗精证常用药

鹿茸、巴戟天、淫羊藿、锁阳、肉苁蓉、韭菜子、金樱子、菟丝子、山萸肉、沙苑子、五味子、龙骨、牡蛎、芡实、莲子肉、莲须、桑螵蛸、覆盆子、刺猬皮、山药、补骨脂。

53. 遗尿证常用药

益智仁、补骨脂、菟丝子、鹿茸、巴戟天、淫羊藿、仙茅、山药、乌药、桑螵蛸、金樱子、覆盆子、山萸肉、龙骨、牡蛎、刺猬皮、鸡内金、白果。

54. 阳痿常用药

鹿茸、海狗肾、黄狗肾、紫河车、淫羊藿、仙茅、巴戟天、肉苁蓉、锁阳、枸杞子、菟丝子、冬虫夏草、蛇床子、阳起石、九香虫、附子、肉桂、人参、丁香。

55. 痹证常用药

（1）风湿寒痹证：羌活、独活、防风、桂枝、麻黄、桑枝、细辛、藁本、海风藤、松节、川芎、当归、乳香、没药、姜黄、川乌、草乌、附子、肉桂、秦艽、木瓜、蚕沙、苍术、老鹳草、臭梧桐、钻地风、徐长卿、威灵仙、寻骨风、伸筋草、路路通、枫香脂、雪莲、雪上一枝蒿、丁公藤、雷公藤、蕲蛇、白花蛇、乌梢蛇。

（2）风湿热痹证：忍冬藤、络石藤、穿山龙、苍术、黄柏、牛膝、秦艽、防己、白鲜皮、桑枝、地龙、木瓜、薏苡仁、萆薢、赤小豆、赤芍、牡丹皮、熟大黄、木通。

（3）风湿顽痹证：白花蛇、乌梢蛇、全蝎、蜈蚣、地龙、穿山甲、川乌、草乌、威灵仙、乳香、没药、马钱子、丁公藤、雷公藤、昆明山海棠。

（4）肝肾不足证：桑寄生、五加皮、千年健、鹿衔草、石楠叶、牛膝、杜仲、续断、狗脊、淫羊藿、仙茅、巴戟天、鹿茸、锁阳、肉苁蓉、附子、肉桂。

56. 痿证常用药

（1）湿热浸淫证：黄柏、苍术、萆薢、防己、木通、薏苡仁、蚕沙、木瓜、北五加、知母、穿山龙、川牛膝、白鲜皮。

（2）肝肾亏损证：虎骨、怀牛膝、锁阳、当归、白芍、熟地黄、龟甲、枸杞子、鹿角胶、补骨脂、鸡血藤、巴戟天、淫羊藿、骨碎补。

57. 腰痛常用药

（1）肾虚腰痛证：五加皮、桑寄生、狗脊、杜仲、怀牛膝、续断、菟丝子、锁阳、肉苁蓉、淫羊藿、补骨脂、鹿茸、巴戟天、仙茅、海狗肾、海马、沙苑子、韭子、阳起石、核桃仁、冬虫夏草、紫河车、黄精、枸杞子、墨旱莲、女贞子。

（2）瘀血腰痛证：川牛膝、桃仁、红花、川芎、当归、延胡索、姜黄、乳香、没药、五灵脂、鸡血藤、土鳖虫、自然铜、莪术、骨碎补、血竭、刘寄奴。

（3）寒湿腰痛证：麻黄、桂枝、独活、羌活、白术、苍术、茯苓、干姜、细辛、川乌、附子、肉桂、川芎、威灵仙、怀牛膝。

（4）湿热腰痛证：黄柏、苍术、川牛膝、薏苡仁、蚕沙、木瓜、秦艽、川木通、防己、白鲜皮、秦皮。

58. 虚劳常用药

（1）肺气虚证：人参、黄芪、党参、山药、太子参、西洋参。

（2）脾气虚证：人参、党参、黄芪、白术、茯苓、山药、黄精、扁豆、莲子肉、芡实、龙眼肉、薏苡仁、大枣、饴糖、甘草。

（3）中气下陷证：人参、黄芪、白术、升麻、柴胡、葛根、桔梗。

（4）肾阳虚证：附子、肉桂、鹿茸、鹿角胶、鹿角霜、淫羊藿、仙茅、补骨脂、益智仁、海狗肾、海马、肉苁蓉、锁阳、菟丝子、沙苑子、杜仲、续断、韭菜子、阳起石、胡芦巴、核桃仁、蛤蚧、冬虫夏草、紫河车。

（5）心肝血虚证：熟地黄、何首乌、当归、白芍、阿胶、桑椹、龙眼肉、大枣、鸡血藤、枸杞子、山萸肉、鹿角胶、紫河车、黑芝麻、党参、黄芪、人参、肉桂、皂矾。

（6）肺胃阴虚证：北沙参、南沙参、麦冬、天冬、石斛、玉竹、黄精、芦根、天花粉、知母、生地黄、太子参、西洋参、白茅根、五味子。

（7）肝肾阴虚证：熟地黄、白芍、何首乌、阿胶、天冬、玄参、石斛、枸杞子、墨旱莲、女贞子、桑椹、龟甲、鳖甲、知母、黄柏、山茱萸、菟丝子、沙苑子、杜仲、续断、桑寄生、五加皮、狗脊、千年健、石楠叶、鹿衔草。

（8）精血亏虚证：鹿茸、鹿角胶、淫羊藿、巴戟天、海狗肾、黄狗肾、海马、肉苁蓉、锁阳、蛤蚧、冬虫夏草、紫河车、熟地黄、何首乌、黄精、枸杞子、山茱萸。

59. 消渴常用药

（1）肺热津伤证：天花粉、生地黄、藕汁、桑叶、麦冬、天冬、葛根、知母、黄芩、桑白皮、人参、五味子。

（2）胃热炽盛证：石膏、知母、麦冬、生地黄、石斛、牛膝、玄参、黄连、栀子、芒硝、大黄。

（3）气阴不足证：黄芪、人参、西洋参、太子参、黄精、玉竹、枸杞子、乌梅、熟地黄、山药、山茱萸、牡丹皮、知母、黄柏。

60. 疟疾常用药

（1）热疟证：常山、青蒿、柴胡、黄芩、知母、槟榔、仙鹤草、生何首乌、鸦胆子。

（2）寒疟证：常山、草果、青蒿、青皮、槟榔、仙鹤草、鸦胆子。

61. 头痛常用药

（1）风寒头痛证：防风、荆芥、白芷、细辛、羌活、苍耳子、辛夷、川芎、独活、川乌、吴茱萸、半夏、藁本。

（2）风热头痛证：薄荷、桑叶、菊花、蔓荆子、升麻、葛根、谷精草、白僵蚕、川芎。

（3）寒湿头痛证：羌活、独活、半夏、藁本、蔓荆子、防风、苍术、白术、天麻、生姜。

（4）肝火头痛证：龙胆草、黄芩、柴胡、夏枯草、决明子、菊花、钩藤、牛膝。

（5）肝风头痛证：石决明、珍珠母、罗布麻、羚羊角、钩藤、菊花、白芍、天麻、牛膝、全蝎、蜈蚣、僵蚕。

（6）痰浊头痛证：半夏、白术、天麻、茯苓、陈皮、生姜、天南星、白附子、川芎。

（7）瘀血头痛证：川芎、赤芍、当归、红花、桃仁、麝香、生姜、葱白、牛膝、延胡索、全蝎、蜈蚣、土鳖虫、虻虫、水蛭。

附引经药：太阳头痛用羌活、川芎；阳明头痛用葛根、白芷；少阳头痛用柴胡、黄芩、川芎；厥阴头痛用吴茱萸、藁本；少阴头痛用细辛、独活。

62. 月经不调常用药

（1）肝血不足证：当归、熟地黄、白芍、川芎、丹参、鸡血藤。

（2）气滞血瘀证：川芎、当归、益母草、泽兰、桃仁、红花、苏木、凌霄花、月季花、牛膝、刘寄奴、五灵脂、蒲黄、延胡索、乳香、没药、穿山甲、王不留行、马鞭草、赤芍、鸡血藤、茜草、香附、乌药、柴胡、玫瑰花、姜黄、郁金、山楂、干漆、三棱、莪术、水蛭、虻虫、土鳖虫。

（3）阴虚血热证：生地黄、熟地黄、地骨皮、玄参、麦冬、阿胶、牡丹皮、白芍、栀子、茜草、女贞子、旱莲草、椿根皮、川断、生牡蛎、乌贼骨。

（4）下焦虚寒证：肉桂、吴茱萸、小茴香、艾叶、乌药、川芎、阿胶、当归、熟地黄、白芍。

63. 痛经常用药

（1）气滞血瘀证：当归、川芎、赤芍、桃仁、红花、枳壳、延胡索、五灵脂、牡丹皮、乌药、香附、甘草、益母草、川楝子、柴胡、三七、没药、苏木。

（2）阳虚内寒证：吴茱萸、乌药、当归、赤芍、川芎、人参、生姜、阿胶、附子、艾叶、小茴香、肉桂。

（3）寒湿凝滞证：小茴香、干姜、延胡索、没药、当归、川芎、肉桂、附子、赤芍、蒲黄、五灵脂、苍术、茯苓。

（4）湿热下注证：牡丹皮、黄连、生地黄、当归、赤芍、川芎、桃仁、红花、莪术、香附、延胡索、红藤、败酱草、白鲜皮、龙胆草、川楝子、三七。

（5）气血虚弱证：人参、黄芪、当归、川芎、熟地黄、生地黄、白芍、香附、延胡索。

（6）肝肾虚损证：熟地黄、当归、白芍、山萸肉、阿胶、巴戟天、山药、枸杞子、龙眼肉、鸡血藤、延胡索、香附。

64. 闭经常用药

（1）气滞血瘀证：川芎、丹参、益母草、泽兰、桃仁、红花、苏木、凌霄花、月季花、玫瑰花、牛膝、刘寄奴、五灵脂、蒲黄、延胡索、乳香、没药、穿山甲、王不留行、赤芍、山楂、鸡血藤、茜草、姜黄、郁金、干漆、三棱、莪术、水蛭、虻虫、土鳖虫、大黄。

（2）肝肾不足证：熟地黄、山药、山茱萸、当归、枸杞子、杜仲、菟丝子、鸡血藤、何首乌、巴戟天、仙茅、淫羊藿。

65. 崩漏常用药

（1）阴虚血热证：生地黄、熟地黄、白芍、山药、麦冬、五味子、女贞子、旱莲草、阿胶、黄芩、黄柏、牡丹皮、龟甲、大蓟、小蓟、地榆炭、苎麻根、羊蹄、荷叶。

（2）血热妄行证：黄芩、栀子、生地黄、地骨皮、地榆炭、阿胶、藕节、棕榈炭、龟甲、牡蛎、大蓟、小蓟、侧柏叶、地榆炭、苎麻根、羊蹄。

（3）心脾两虚证：人参、黄芪、熟地黄、白术、当归、龙眼肉、大枣、升麻、柴胡、炮姜炭、黑荆芥、仙鹤草、灶心土、紫珠。

（4）肾阳不足证：附子、肉桂、熟地黄、山药、山茱萸、枸杞子、菟丝子、杜仲、鹿角胶、紫河车、淫羊藿、艾叶、炮姜炭、阿胶。

（5）瘀血阻络证：熟地黄、当归、川芎、白芍、五灵脂、蒲黄、桃仁、红花、益母草、仙鹤草、地榆、茜草根、三七、血余炭。

66. 带下病常用药

（1）湿热带下证：黄柏、苍术、薏苡仁、牛膝、秦皮、苦参、苦豆子、鸡冠花、椿根皮、车前子、龙胆草、土茯苓、山药、芡实、山萸肉、茯苓、扁豆、莲子肉、龙骨、牡蛎、乌贼骨、白果、白蔹。

（2）寒湿带下证：制何首乌、鹿茸、补骨脂、菟丝子、沙苑子、狗脊、蛇床子、山药、芡实、山茱萸、茯苓、扁豆、莲子肉、龙骨、牡蛎、乌贼骨、韭菜子、金樱子、白蔹。

67. 不孕常用药

人参、鹿茸、巴戟天、淫羊藿、海马、肉苁蓉、鹿角胶、锁阳、紫河车、枸杞子。

68. 阴痒常用药

（1）肝经湿热证：龙胆草、柴胡、生地黄、栀子、黄芩、木通、车前子、苍术、薏苡仁、黄柏、萆薢、茯苓、牡丹皮、泽泻、通草、滑石、苦参、百部、明矾、川椒、蛇床子。

（2）肝肾阴虚证：知母、黄柏、熟地黄、山茱萸、山药、茯苓、牡丹皮、泽泻、当归、首乌、白鲜皮、苦参、蛇床子、百部。

69. 胎动不安常用药

紫苏、香附、砂仁、藿香、佩兰、竹茹、半夏、灶心土、陈皮、白术、黄芪、桑寄生、菟丝子、杜仲、续断、阿胶、黄芩炭、艾叶炭、苎麻根。

70. 产后瘀阻常用药

川芎、当归、丹参、益母草、泽兰、桃仁、红花、赤芍、苏木、牛膝、刘寄奴、蒲黄、五灵脂、延胡索、姜黄、土鳖虫、血竭、三棱、莪术。

71. 乳少常用药

穿山甲、王不留行、漏芦、木通、通草、冬葵子、白蒺藜、生麦芽、猪蹄甲。

72. 乳癖常用药

（1）肝郁痰凝证：柴胡、郁金、香附、青皮、枳实、川芎、白芍、当归、大贝母、皂刺、半夏、南星、白芥子、夏枯草、玄参、远志、猫爪草、山慈菇、穿山甲、漏芦、三棱、莪术、鳖甲、丹参、鸡内金。

（2）冲任失调证：熟地黄、怀山药、山萸肉、枸杞子、知母、黄柏、菟丝子、鹿角胶、当归、仙茅、淫羊藿、巴戟天、大贝母、牡蛎、夏枯草、玄参、鳖甲。

73. 麻疹常用药

薄荷、蝉蜕、牛蒡子、葛根、升麻、荆芥、浮萍、柽柳、胡荽、芦根、钩藤、紫草。

74. 急惊风常用药

蝉蜕、菊花、蚤休、青黛、拳参、羚羊角、牛黄、天麻、钩藤、地龙、紫贝齿、珍珠、僵蚕、全蝎、蜈蚣、天竺黄、竹沥、胆南星、青礞石、熊胆。

75. 慢惊风常用药

人参、白术、茯苓、甘草、山药、黄芪、附子、肉桂、白芍、天麻、钩藤、白僵蚕、蜈蚣、全蝎。

76. 食积常用药

莱菔子、麦芽、神曲、谷芽、山楂、鸡内金、陈皮、青皮、枳实、槟榔、大黄、郁李仁、芦荟、三棱、莪术、鸡矢藤、隔山消。

77. 疳积常用药

胡黄连、银柴胡、秦艽、使君子、芜荑、芦荟、鸡内金、鸡矢藤。

78. 痈肿疔疮常用药

金银花、连翘、蒲公英、紫花地丁、野菊花、紫背天葵、七叶一枝花、黄芩、黄连、黄柏、栀子、赤芍、牡丹皮、冰片、牛黄、拳参、络石藤、大黄、虎杖、四季青、益母草、穿心莲、鸭跖草、金荞麦、绿豆、地锦草、白花蛇舌草、半边莲、山慈菇、漏芦、垂盆草、乳香、没药、雄黄、麝香。

79. 脓成不溃常用药

砒霜、轻粉、升药、雄黄、松香、斑蝥、巴豆、穿山甲、皂角刺。

80. 疮疡不敛常用药

血竭、儿茶、铅丹、炉甘石、橡皮、乳香、没药、白蔹、地榆、乌贼骨、煅石膏、赤石脂、血余炭、冰片、生黄芪。

81. 乳痈常用药

全瓜蒌、牛蒡子、白芷、大贝母、蒲公英、金银花、连翘、牡丹皮、赤芍、丹参、当归、青皮、橘皮、橘叶、白蒺藜、夏枯草、乳香、没药、皂角刺、穿山甲、柴胡、黄芩、路路通、王不留行、漏芦、芒硝、半边莲。

82. 肺痈常用药

芦根、桃仁、冬瓜仁、薏苡仁、鱼腥草、金荞麦、蒲公英、合欢皮、金银花、地耳草、大贝母、全瓜蒌、桔梗、甘草。

83. 肠痈常用药

大黄、牡丹皮、芒硝、冬瓜仁、败酱草、红藤、蒲公英、瓜蒌仁、地榆、赤芍、延胡索、桃仁、薏苡仁、地耳草。

84. 疝气常用药

小茴香、吴茱萸、荜澄茄、乌药、木香、香附、青皮、延胡索、高良姜、橘核、山楂、荔枝核、胡芦巴、乌头、附子、肉桂。

85. 痔疮常用药

地榆、槐角、防风炭、荆芥炭、黄芩炭、马兜铃、木贼草、熊胆、白蔹、胡黄连、地锦草、刺猬皮、砒石、芒硝。

86. 瘰疬瘿瘤常用药

夏枯草、玄参、大贝母、川贝母、牡蛎、山慈菇、黄药子、海蛤壳、瓦楞子、海浮石、海藻、昆布、地龙、穿山甲、白附子、连翘、全蝎、蜈蚣、守宫、牛黄、僵蚕、乳香、没药、雄黄、麝香、金荞麦、拳参、蚤休。

87. 阴疽流注常用药

白芥子、鹿茸、鹿角、远志、白附子、天南星、麻黄、肉桂、黄芪。

88. 蛇虫咬伤常用药

紫花地丁、蚤休、蒲公英、半枝莲、白芷、蜈蚣、半边莲、白花蛇舌草、雄黄、穿心莲、金荞麦、拳参、地锦草、垂盆草、五灵脂。

89. 风疹常用药

荆芥、防风、蝉蜕、白蒺藜、白僵蚕、浮萍、地肤子、白鲜皮、苦参、生姜皮、茯苓皮、桑白皮、防己、苏木、姜黄、凌霄花、牡丹皮、赤芍、生何首乌、何首乌藤、露蜂房、蛇蜕、全蝎。

90. 湿疹常用药
黄柏、黄连、苦参、白鲜皮、四季青、地耳草、鸡矢藤、苍术、枯矾、土茯苓、地肤子、秦皮、龙胆草、白芷、冬葵子、萆薢、蜀椒、蛇床子、百部、艾叶。

91. 疥癣常用药
硫黄、雄黄、轻粉、明矾、皂矾、大蒜、露蜂房、大枫子、木槿皮、松香、苦参、白鲜皮、地肤子、白花蛇、乌梢蛇、蛇蜕、苦楝根皮、苦楝子、藜芦、蛇床子、樟脑、石榴皮。

92. 麻风常用药
大枫子、苦参、苍耳子、白花蛇、乌梢蛇。

93. 梅毒常用药
土茯苓、轻粉、大枫子、升药、水银。

94. 水火烫伤常用药
大黄、地榆、四季青、白蔹、垂盆草、羊蹄、侧柏叶、紫珠、煅石膏。

95. 筋伤常用药
红花、桃仁、川芎、当归尾、赤芍、牡丹皮、姜黄、郁金、大黄、穿山甲、威灵仙、三七、延胡索、苏木、乳香、没药、自然铜、血竭、麝香、续断、儿茶、骨碎补、土鳖虫、刘寄奴、五灵脂、凌霄花、牛膝、虎杖、松节、徐长卿。

96. 骨折常用药
骨碎补、续断、自然铜、土鳖虫、血竭、苏木、乳香、没药、儿茶、麝香。

97. 目赤翳障常用药
（1）风热上扰证：桑叶、菊花、蝉蜕、蔓荆子、谷精草、白蒺藜、蛇蜕、白僵蚕。
（2）肝热上攻证：青葙子、决明子、密蒙花、夏枯草、夜明砂、熊胆、龙胆草、黄芩、黄连、槐角、车前子、秦皮、钩藤、羚羊角、紫贝齿、珍珠母、石决明、珍珠、白僵蚕、野菊花、蒲公英、冰片、炉甘石、硼砂。

98. 目暗昏花常用药

枸杞子、菊花、熟地黄、生地黄、菟丝子、沙苑子、女贞子、石斛、黑芝麻、桑叶、密蒙花、白芍、石决明、苍术。

99. 鼻塞鼻渊常用药

薄荷、辛夷、白芷、苍耳子、鹅不食草、细辛、鱼腥草、黄芩、冰片、藿香、猪胆汁。

100. 牙痛常用药

（1）胃火牙痛证：石膏、黄连、升麻、山豆根、谷精草、牡丹皮、牛黄、生地黄、知母、玄参。

（2）风冷虫蛀牙痛证：细辛、白芷、荜茇、徐长卿、川椒、露蜂房。

101. 口疮常用药

（1）脾胃积热证：石膏、知母、黄芩、栀子、黄连、牡丹皮、天花粉、藿香、佩兰、木通、生地黄、大黄、芒硝。

（2）虚火上炎证：知母、黄柏、熟地黄、山药、山茱萸、牡丹皮、茯苓、泽泻、玄参、牛膝、麦冬、藿香、佩兰。

102. 喉痹乳蛾常用药

（1）风热上犯证：金银花、连翘、荆芥、牛蒡子、薄荷、蝉蜕、僵蚕、牛黄、西瓜霜、冰片、玄明粉、硼砂、蟾酥。

（2）肺胃火盛证：板蓝根、黄芩、山豆根、大青叶、射干、马勃、金果榄、胖大海、玄参、麦冬、鸭跖草、锦灯笼、木蝴蝶、青果、金荞麦、野菊花、桔梗、生甘草、牛黄、西瓜霜、冰片、玄明粉、硼砂、蟾酥。

（3）肺肾阴虚证：玄参、麦冬、生地黄、玉竹、百合、牡丹皮、知母、黄柏、熟地黄、山药、山茱萸、牛膝、白芍、石斛、桔梗、甘草、锦灯笼。

103. 耳鸣耳聋常用药

（1）肝火上攻证：龙胆草、柴胡、黄芩、栀子、细辛、石菖蒲、黄柏、牡蛎。

（2）清阳不升证：黄芪、升麻、桔梗、葛根、细辛、石菖蒲。

（3）肾虚证：熟地黄、山药、山茱萸、旱莲草、女贞子、黄柏、五味子、骨碎补、珍珠母、石菖蒲、牡蛎、磁石。